DECÁLOGO ÉTICO PARA LA HUMANIZACIÓN Y EL USO DE TECNOLOGÍAS EN SALUD

DECÁLOGO ÉTICO PARA LA HUMANIZACIÓN Y EL USO DE TECNOLOGÍAS EN SALUD

PROF. DR. JOSÉ ANTONIO MARTÍN URRIALDE (COORD.)

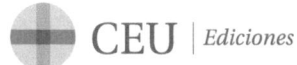

COLECCIÓN MEDICINA

Director:
D. Tomás Chivato Pérez

Consejo Editorial:
D.ª Beatriz de Pascual-Teresa Fernández
D. Jesús Sánchez Martos
D. Lorenzo Cooklin Díaz
D. José Antonio Sacristán
D. Tomás Cobo Castro
D.ª Alicia López Castellano
D. Manuel Díaz Rubio

Secretario:
D. Julio Llorente Sanchidrián

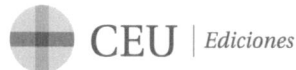

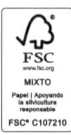
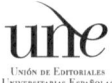
Decálogo ético para la humanización y el uso de tecnologías en salud

© Prof. Dr. José Antonio Martín Urrialde, 2025
© de la edición, Fundación Universitaria San Pablo CEU, 2025
© Fundación HUMANS, 2025

CEU *Ediciones*
Julián Romea 18, 28003 Madrid
Teléfono: 91 514 05 73
Correo electrónico: ceuediciones@ceu.es
www.ceuediciones.es

ISBN: 979-13-87860-04-2
Depósito legal: M-16762-2025

Maquetación y diseño de cubierta: Andrea Nieto Alonso (CEU *Ediciones*)
Icono de cubierta: Freepik de www.flaticon.com

Impresión: Estugraf, S.L.
Impreso en España

ÍNDICE

PRÓLOGOS

DECÁLOGO ÉTICO PARA HUMANIZAR LA SALUD EN LA ERA DIGITAL

En un mundo en constante evolución, donde la tecnología redefine los límites de numerosas disciplinas, el ámbito de la salud se encuentra en un punto de inflexión particularmente significativo. La irrupción de las tecnologías digitales en la medicina y la atención sanitaria nos ofrece un abanico de posibilidades sin precedentes para mejorar la eficiencia, la precisión diagnóstica y la accesibilidad a los servicios de salud. Sin embargo, este avance tecnológico, si bien imprescindible, nos enfrenta también a la imperiosa necesidad de preservar y fortalecer los valores humanos que son intrínsecos a la práctica sanitaria.

Este decálogo nace, precisamente, de la reflexión profunda sobre este equilibrio esencial. En un momento en que la inteligencia artificial, la telemedicina, el *big data* y otras innovaciones tecnológicas se integran cada vez más en el día a día de los profesionales y los pacientes, se vuelve fundamental establecer un marco ético sólido que guíe su implementación. No se trata de rechazar el progreso, sino de abrazarlo con sabiduría y responsabilidad, asegurando que la tecnología sirva para **humanizar** aún más la atención, y no para despersonalizarla.

Gracias a la colaboración entre la Universidad CEU San Pablo y la Fundación Humans, plasmada en el observatorio de humanización impulsor de este proyecto, y con el respaldo de este vicerrectorado comprometido con la cultura digital y los valores humanísticos, se ha querido dar un paso adelante en la construcción de un futuro de la salud más ético y centrado en la persona. Este decálogo no es sólo una publicación más; es el reflejo de una preocupación constante y un esfuerzo tangible por promover una visión de la salud que ponga en el centro el bienestar integral de las personas, tanto pacientes como profesionales. Una estrategia y visión de la salud que pone a la persona en el centro, como no puede ser de otra forma.

Los diez capítulos que componen este manual, que abordan temas tan cruciales como el bienestar integral, la educación para la salud, la formación humanística de los profesionales, la comunicación empática, la inclusión, la tecnología centrada en el paciente, la telemedicina accesible, la seguridad de los datos, la interoperabilidad eficiente y la evaluación continua, representan una guía fundamental para navegar por las complejidades éticas que emergen en la intersección entre tecnología y salud.

Este manual es, en definitiva, una invitación a la reflexión y a la acción. Estoy convencido de que este *Decálogo ético para la humanización y el uso de tecnologías en salud* se convertirá en una herramienta valiosa y de referencia para todos aquellos comprometidos con la excelencia y la humanidad en las ciencias de la salud, así como inspirará una práctica profesional y una formación académica que integren, de manera virtuosa, el poder de la tecnología y la calidez de la atención humana.

Quiero expresar mi más sincero agradecimiento a todos y cada uno de los profesionales que, con su dedicación y experiencia, han contribuido a la elaboración de este decálogo. Su visión y compromiso han sido fundamentales para configurar un documento que aspira a ser una guía ética de referencia. En particular, quiero destacar la labor incansable y el liderazgo del Dr. José Antonio Martín Urrialde, cuyo impulso y convicción han sido el motor principal de este proyecto. Su profunda comprensión de los desafíos éticos en la intersección de la tecnología y la salud, también su pasión por la humanización de la atención, han sido inspiradoras y decisivas para la materialización de este decálogo. Gracias a su iniciativa y a la valiosa participación de todos, hoy podemos ofrecer a la comunidad académica y profesional una herramienta única y de gran pertinencia.

Emiliano Blasco Doñamayor
Vicerrector de Planificación Estratégica y Cultura Digital
Universidad CEU San Pablo

HUMANISMO DIGITAL, RETOS DE FUTURO

La tecnologización del mundo actual es una evidencia incontestable que resulta de los grandes avances de la ciencia y la aplicación práctica de la misma. Desde que el ser humano comenzó a fabricar utensilios y herramientas para poder cazar, cortar y modificar su entorno para facilitar sus condiciones de vida, la evolución exponencial de la tecnología ha sido creciente. El *homo sapiens sapiens* dio como producto de muchos milenios de evolución al *homo faber*, al ser humano constructor que es capaz de plasmar en la materia la sustancia intangible de sus sueños. En el momento actual se da la paradoja de que ha emergido con fuerza un metamundo trashumanista donde apenas podemos hacer nada sin tecnología.

La tecnología es una fabricación humana creada por humanos para humanos y su objetivo fundamental es mejorar las condiciones de vida de nuestros congéneres, haciendo de nuestro planeta un lugar más amable y haciendo que la humanidad progrese en calidad de vida y en el desarrollo de los principios humanísticos que nos definen como humanos, a saber, la imaginación, la libertad, la compasión, la empatía y, muy en definitivo y destacado lugar, la conciencia individual y colectiva a través de la cultura.

Cuando hablamos de humanismo *versus* tecnología, es una aberración falaz disociar las dos dimensiones como irreconciliables, pues ambas interpenetran al ser humano para hacerle más humano. El *cyborg* es una entelequia incompatible con el gen humano y el humanismo decimonónico y renacentista, una reliquia del pasado. Debemos evolucionar hacia un humanismo participativo donde máquina y humano, tecnología y humanismo, se den la mano de una manera armónica, integral e interdisciplinar.

Desde un punto de vista conceptual, debemos procurar un humanismo digital que siente las bases del desarrollo humano de la tecnología para que siempre esté orientada a los verdaderos objetivos y no desvirtuemos su objetivo final y general. Debemos definir entre todos las bases de este desarrollo sostenible y humano de la tecnología que nos hará avanzar con paso firme y sin miedo por el mundo híbrido de la máquina y del humano.

Este es el sentido que tiene este decálogo, comenzar a sentar las bases de este mundo, a definir sus límites y su alcance. Para la Fundación Humans que tengo el honor de presidir, echar los cimientos del humanismo digital es uno de los objetivos fundamentales de los últimos años. Por ello estoy agradecido a los patronos y colaboradores de la Fundacion Humans y a la Universidad CEU San Pablo por haber hecho posible este decálogo en el seno del Observatorio de la Humanización, que fue constituido por ambas instituciones.

Agradezco profundamente al Dr. Jose Antonio Martín, director del observatorio y vicepresidente de la Fundación Humans, y a todo el grupo de magníficos profesionales que han colaborado en la redacción de este proyecto haber puesto y materializado por primera vez sobre el papel un pensamiento tan complejo y a la par tan atrayente: ahora sólo nos queda seguir imaginando y vertebrando un mundo mejor.

JULIO ZARCO RODRÍGUEZ
Presidente de la Fundación Humans

BIENESTAR INTEGRAL Y SALUD DIGITAL

ANTONIO PIÑAS MESA*

(Asumir que el propósito ético de la atención sociosanitaria es el logro del bienestar físico, emocional, social y espiritual de los ciudadanos y profesionales).

La humanización de la salud incluye un amplio espectro de variables. Uno de los aspectos claves que casi cualquier persona vincularía con el constructo «humanización de la salud» (o humanización de los cuidados) es el relativo a la comunicación. Sin embargo, profundizando más en la singularización del trato humano al paciente, no por ser menos evidente deja de ser imperiosa la necesidad de relacionar la humanización de la salud con la exigencia del profesional de buscar, no sólo el bien natural del paciente (la recuperación de su salud física), sino el bien personal de quien reclama un servicio sanitario. Hay una larga tradición que avala la unidad psicosomática (y sociosomática) del enfermar y del sanar. Por esta razón, uno de los sentidos de la humanización pasa por comprender que el ser humano ni es un mero animal ni es máquina. Su poliédrica realidad –naturaleza, cultura, cuerpo, mente, persona– ha favorecido a lo largo de los siglos una reconstrucción del concepto de enfermedad y del concepto de salud como la conocida distinción entre la enfermedad entendida como *sickness, illness* o *diseases*. El modelo

---

*   Instituto de Humanidades Ángel Ayala CEU. Secretario académico del Instituto Universitario de Estudios de las Adicciones IEA-CEU.

biopsicosocial –desde los fundamentos teóricos de En-
gel– transfiguró nuestra comprensión de los modos de estar enfermo y de sanar, y –con todas las limitaciones del
modelo teórico– se ha avanzado hacia un nuevo abordaje
interdisciplinar del paciente (al menos cuando esto está
justificado) para que el diagnóstico atienda también a los
aspectos emocionales, sociales y personales del paciente y, de esta forma, mejorar la terapia. Observemos que
desde el primer momento que esto ocurre en la medicina
contemporánea –concretamente con la revolución que
supuso el psicoanálisis– el modelo biomédico tuvo que
virar hacia las humanidades y reconocer la carencia de herramientas para diagnosticar no sólo desde la dimensión
visual y táctil, sino también desde la perspectiva auditiva
e interpretativa. Este fue el gran capítulo de la medicina
antropológica (también llamada medicina humanizada)
que algunos de sus secuaces describieron como el momento en el que se introduce al sujeto en la medicina.
Se entendía por *sujeto* la dimensión que transciende el
cuerpo, aun siendo siempre el paciente cuerpo y cuerpo
doliente, así como la dimensión de su libertad y su intimi-
dad, momentos claves en el proceso de sanar y enfermar.
Decía Laín –gran referente español en esta corriente médica– que la introducción del sujeto en medicina fue consecuencia de una rebelión de los pacientes que reclamaban
no ser tratados como objetos por una medicina cada vez
más científica y tecnificada. No tardaría en llegar la Carta de Derechos del Paciente, y el surgimiento, ese mismo
año 1973, de la unión londinense de pacientes mentales.
Con la implementación de los nuevos recursos digitales,
la sanidad se está transformando en una medida similar
a como lo está haciendo la sociedad a nivel mundial por
esta cultura digital. Podemos decir que se está dando otra
rebelión de los pacientes que reclaman protección de sus
derechos en este nuevo marco. Además, como vamos a

comentar a continuación, las nuevas tecnologías están generando expectativas crecientes que, en ocasiones, no están fundadas en hechos ciertos, lo que puede acarrear frustraciones y exigencias inadecuadas al sistema sanitario. Sin duda, estamos ante una nueva revolución, un cambio de paradigma que afecta de lleno a la relación del paciente con los clínicos.

A lo largo de la historia de la humanidad primero se han implementado los desarrollos tecnológicos y, si los resultados de su aplicación eran negativos, tenía lugar en la sociedad una evaluación ética para adaptar la técnica, de forma que se redujeran los conflictos y perjuicios para las personas derivados de su uso. Esto ha implicado, en muchos casos, la regulación jurídica, de modo que lo que se consideraba ético en el modo de proceder se convertía también en norma. En la actualidad estamos en proceso de adquirir buenas prácticas para la utilización de algunas tecnologías y hemos sido cautos ante la constante posibilidad de que estas se volvieran contra la persona. Lejos de demonizar las tecnologías o convertirnos en tecnófobos tenemos que encauzar su uso éticamente y, por tanto, humanizarlo. Quizá esto es lo que haya motivado la estrategia mundial de la OMS sobre salud digital, definida como «el uso adecuado de las tecnologías digitales como tecnologías de la información y las comunicaciones que tienen en cuenta criterios de seguridad, uso ético, eficacia en función del costo y asequibilidad, centradas en las personas, basadas en la evidencia, eficaces, eficientes, sostenibles, inclusivas, equitativas y contextualizadas» (OMS, 2021). La finalidad que persigue esta estrategia es fortalecer los sistemas de salud mediante la aplicación de tecnologías de salud digital dirigidas a los consumidores, los profesionales de la salud, los proveedores de servicios de salud y la industria con el fin de empoderar a los pacientes y hacer realidad la visión de la salud para todos (OMS, 2021).

Las tecnologías pueden ayudar al profesional a abordar interpretativamente la vivencia del paciente; pueden acercar, incluso en la distancia física, a profesionales y pacientes. La superación de la brecha digital será uno de los escollos para no causar iatrogenia con la buena intención de incluir nuevos recursos.

La historia está repleta de revoluciones tecnológicas que han transformado nuestros modos de relacionarnos. Probablemente la revolución tecnológica sea de las más influyentes tanto en lo relativo a las nuevas posibilidades que nos aporta como por su influencia en la convivencia en general. La Agenda 2030 para el Desarrollo Sostenible pone su esperanza en el auge de la robótica, la inteligencia artificial, la informática cuántica, el Internet de los objetos y la informática en la nube y móvil que pueden promover el bienestar humano y los Objetivos de Desarrollo Sostenible (Organización de las Naciones Unidas, 2015, p. 52). Sin embargo, también reconocen que estamos muy lejos del acceso universal a estos medios cuando el mismo documento nos recuerda que a nivel mundial sólo una persona de cada diez accede a productos tecnológicos de apoyo. Por tanto, la salud digital y el bienestar integral que pueda derivarse de su implementación serán una utopía para una gran parte de la humanidad, si bien existe un consenso cada vez mayor en la comunidad sanitaria mundial en cuanto a que el uso estratégico e innovador de tecnologías digitales y de vanguardia de la información y las comunicaciones será un factor facilitador esencial para garantizar que mil millones más de personas se beneficien de la cobertura sanitaria universal, mil millones más de personas estén mejor protegidas frente a las emergencias sanitarias y mil millones más de personas disfruten de una salud y un bienestar mejores (las metas de los tres mil millones de la OMS incluidas en su 13.° Programa General de Trabajo, 2019-2023).

La revolución digital del siglo XXI está incidiendo especialmente en el ejercicio sanitario y en el educativo (tanto en los centros escolares como en el ámbito familiar). Si el bienestar, hoy en día, debe ser entendido, al igual que la salud, como un estado de completo bienestar físico, psíquico y social, es fácil advertir que las nuevas tecnologías y su uso inadecuado provocan malestar físico (el derivado, por ejemplo, de una vida sedentaria), psíquico (cuando aparece el riesgo de adicción) y social (cuando se produce el aislamiento). En este sentido cabe reorientar el uso de las nuevas tecnologías hacia un bienestar integral, atendiendo al modo como debe orientarse un buen uso de estas tecnologías. La preocupación por la implementación de las nuevas tecnologías en el ámbito sanitario se deja evidenciar tanto en la investigación como en las instituciones que velan por el cuidado de las personas. Recientemente (febrero de 2025) Cruz Roja Española reunió a expertos en salud, educación y derechos humanos para debatir sobre el impacto de la tecnología en las personas en situación de vulnerabilidad. Esta ONG edita desde hace unos años informes anuales sobre vulnerabilidad en los que no se incluía esta nueva variable de la que nos ocupamos ahora. Durante este encuentro, tuvo lugar una mesa titulada *Salud en Clave Digital* en la que se advirtió tanto de los riesgos como de las oportunidades de la implementación de las nuevas tecnologías en el entorno sanitario (Cruz Roja, 2025).

También la OMS ha salido al paso de esta situación definiendo la *salud digital* como el campo del conocimiento y la práctica relacionado con el desarrollo y la utilización de las tecnologías digitales para mejorar la salud (OMS, 2021). Este organismo internacional ha acometido medidas para la implementación de las tecnologías en el mundo sanitario sin soslayar la posibilidad de que la transformación digital de la atención de la salud sea perturbadora, si bien reconoce que pueden favorecer los resultados sanitarios al mejorar los diagnósticos médicos, las decisiones terapéuticas basadas en datos, las terapias digitales, los ensayos clínicos, el autocuidado y la atención centrada en las personas, además de ampliar los conocimientos basados en la evidencia, las aptitudes y las competencias de los profesionales para prestar servicios de salud (OMS, 2021).

El animal racional, una vez más en su historia, tiene que cultivar la prudencia para alcanzar un uso virtuoso de los bienes (tecnológicos en este caso) que tiene a mano. En orden a conseguir un bienestar integral parece conveniente sensibilizar a los consumidores e implementadores de tecnología para que adopten un uso inteligente y, por tanto, saludable. La sociedad en general y los expertos en particular reclaman una relación saludable con la tecnología; de hecho, se ha acuñado recientemente el concepto de bienestar digital, que se asocia con la reducción de los riesgos y la potenciación de las ventajas de las TIC en todos los ámbitos de la vida (Torras, 2021).

En España, el Sistema Nacional de Salud inauguró en 2021 la Estrategia de Salud Digital, que busca «contribuir al mantenimiento de un buen nivel de salud en la población española y a fortalecer el sistema sanitario público mediante la capacidad transformadora de las tecnologías digitales dirigida a personas, profesionales de la salud, organizaciones proveedoras de servicios sanitarios y resto de agentes relacionados» (Secretaría General de Salud Digital, Información e Innovación para el SNS, 2021). Esta estrategia pretende abordar «la transformación digital de manera armónica y coordinada». Como podemos comprobar, se hace referencia a un buen nivel de salud que debemos entender desde una perspectiva de bienestar integral.

Las tecnologías digitales avanzadas –análisis masivo de datos o *big data*, la inteligencia artificial, entre otros– potencian la transformación del sistema sanitario desde la actividad diaria de los profesionales de la salud y su relación con los pacientes, como los referidos a la anticipación a los riesgos, a la mayor precisión de los tratamientos médicos y al desarrollo de la investigación, sin olvidar la gestión global del sistema y sus recursos (Secretaría General de Salud Digital, Información e Innovación para el SNS, 2021).

Tanto la OMS como el plan estatal español aluden a la necesidad de que las nuevas tecnologías se pongan al servicio de la medicina personalizada y que las comunidades sean proactivas en temas de salud. En ninguno de estos documentos que emanan de entidades públicas y que están marcando las directrices para encauzar el tránsito hacia la salud digital, se cita de forma explícita el concepto de bienestar integral, aunque sí tecnologías centradas en las personas. No siendo expresiones totalmente equiparables, entendemos que la personalización del trato mediante el uso de las nuevas tecnologías tendrá en cuenta la promoción de la salud integral. Ahora bien, esto será posible si los profesionales sanitarios siguen llevando las riendas del uso tecnológico, es decir, que la máquina no sustituirá nunca el trato personal del sanitario. Si recordamos la historia reciente y el momento en que se comenzó a reclamar la humanización o rehumanización de la medicina, vemos que coincide con un crecimiento notable del conocimiento científico-técnico. El problema no fue el progreso, sino que esta evolución no fue acompasada de la capacitación de los profesionales sanitarios para ejercer una buena comunicación o buen trato con el paciente. En los últimos años han aparecido estudios que vinculan la tecnodependencia de los sanitarios con fenómenos de iatrogenia y deshumanización del cuidado (Cadena, Reyes-García & Mendoza, 2020), así como críticas de pacientes que se sienten maltratados por sus médicos debido al uso del ordenador o del móvil (Sitges-Serra, 2020).

Consideramos que el bienestar integral del paciente y del profesional puede verse incrementado por el desarrollo de las nuevas tecnologías. Así ha ocurrido a lo largo de la historia de la farmacología y de la medicina: cuando los pacientes han confiado en la eficacia de los remedios y en el saber de los profesionales, la relación clínica ha mejorado tanto desde el costado de los pacientes y sus familiares como por el de los profesionales, fortalecidos por el aumento del conocimiento y el poder de la tecnología. Esta franca mejoría, que seguirá incrementándose con los nuevos avances, tendrá que complementarse con programas de sensibilización social para evitar que la fe en los avances médicos se convierta en la fe en una quimérica liberación de todos los problemas gracias a la medicina. La medicina de la perfección, la búsqueda de la salud perfecta son quimeras que atentarán contra el bienestar integral. Somos conscientes de que es razonable evitar la tecnofobia, pero también lo somos del riesgo de la tecnolatría, término creado por Neil Postman para describir el pensamiento y modo de proceder de quienes viven esclavizados por la tecnología y sus potenciales beneficios (Postman, 1992). Las nuevas tecnologías de la imagen y su gran resolución permiten identificar anomalías que, como advertía en 1993 H. Gilbert Welch, de la Universidad de Dartmouth, muy pocas veces son patológicas. Tiempo después R. Hayward, neurocirujano del Hospital for Children de Londres, usará el acrónimo VOMIT (Victims of Modern Imaging Technology) para advertir del riesgo de sobrediagnóstico y sobretratamiento. Por este motivo algunos médicos apuntan a que estas tecnologías pueden incrementar la hipocondría de muchos pacientes (Sitges-Serra, 2020). Aunque los dispositivos electrónicos (werables) para monitorizar parámetros de salud aumentarán la atención al paciente, habrá que prevenir sobre su uso para evitar el riesgo de hacer excesiva la preocupación por la salud, que, a su vez, disminuirá el bienestar integral.

La ambivalencia de toda tecnología nos plantea un escenario paradójico: el mundo de la salud se digitaliza y, a su vez, tendrá que asumir un gran número de pacientes con patologías derivadas de un mal uso y/o uso abusivo de las tecnologías. La alta incidencia de las adicciones tecnológicas nos hace pensar si no nos estamos encaminando hacia una sociedad que generalice el uso inadecuado de la tecnología y cree así conductas negativas para el propio individuo y para terceras personas. Si esto ocurriera, estaríamos ante trastornos sociosomáticos que demandarían una socioterapia. La salud es un asunto de todos, de modo que el mejor remedio es la concienciación social y la actuación desde el campo educativo. La sociedad no puede buscar la solución al problema sólo desde el sistema de salud, sino tomarse muy en serio la prevención. Cabe recordar las pautas para un consumo ético que delineó la profesora Adela Cortina hace ya unos treinta años, en un contexto en el que aún no existía esta circunstancia digital tan problematizada (por ejemplo, no se hablaba de adicciones digitales, pero sí de adicción al consumo). Partiendo del concepto de ciudadano, que, siendo libre y no súbdito, puede y debe tomar decisiones sobre lo que el mercado le ofrece, la profesora Cortina invitaba a reflexionar sobre las siguientes cuestiones: ¿qué se consume?, ¿quién consume?, y ¿quién decide lo que se consume? Llama la atención la curiosa coincidencia con las advertencias que los críticos actuales sobre las técnicas de mercado de los productores de contenido digital. En el impactante documental *El dilema de las redes* (2023) se recordaba un importante adagio: «Cuando algo es gratis, el producto eres tú». La advertencia es clara: ¿quién consume a quién? Las personas que han trabajado en grandes empresas tecnológicas revelan que los diseños de las distintas herramientas están hechos para generar dependencia. Estos datos, lejos de provocar fobia, sí deben concienciarnos del riesgo y del beneficio de las innovaciones tecnológicas. Si queremos aumentar bienestar y disminuir malestar (y daño), hay que regular y transformar nuestra relación con las nuevas tecnologías. El acceso a los contenidos digitales, los debates sobre la edad mínima para poder utilizar un móvil han venido después del exponencial desarrollo de las tecnologías digitales. Es un capítulo más de la sociedad consumista, que se define como aquella cuya dinámica central está constituida por los bienes de consumo superfluos; y en la que, además, la gente cifra su éxito y su felicidad en ese consumo (Cortina, 2004). No cabe duda de la superficialidad de muchos de los contenidos que se hacen virales en redes, como tampoco del poder mimético: una inmensa mayoría ve y hace lo mismo, es decir, de forma masificada (es lo que «se hace»). El ocio queda mediatizado por estos usos, con todo lo bueno y lo menos bueno que tiene. Se constata la ansiedad derivada de prescindir de los aparatos tecnológicos y hay quienes hablan de la necesidad de «ayuno de dopamina» y de la necesaria desconexión digital (y el derecho a la desconexión digital) para incentivar la salud y para la prevención de riesgos laborales (Velasco, M. T. 2023). En un momento en el que nadie había analizado la ética del consumo, Adela Cortina emprende esa investigación escogiendo cuatro parámetros sobre la práctica del consumo: si nos parece liberador, si nos parece justo, si nos parece responsable, y si nos parece «felicitante». Consideramos que estas preguntas se pueden aplicar en un análisis ético sobre cómo se van a aplicar a la salud las TICs. Es indudable que estas tecnologías, como ya ha ocurrido con otras aplicadas en sanidad, ofrecen nuevas posibilidades que, gestionadas adecuadamente, elevarán la libertad de acción de profesionales y pacientes: el futuro es prometedor para todos los que puedan beneficiarse de estos recursos. Ahora bien, la OMS en su plan estratégico prepara medidas para las infraestructuras promuevan el disfrute universal, equitativo y a precio asequible de los beneficios que de ahí se deriven (OMS, 2021). Tal y como se está debatiendo, al estudiar los riesgos y posibilidades de la aplicación de la IA en el ámbito terapéutico, los recursos tienen que emplearse conforme a criterios de justicia, igualdad, seguridad y sostenibilidad. Como hemos comentado anteriormente, la realidad económica de muchos Estados dificulta mucho la aplicación de estas medidas de las que tanto podemos esperar. Tenemos un reto ético que implica el compromiso con los más desfavorecidos del planeta, concretamente los que tienen un acceso limitado a las tecnologías y los bienes y servicios digitales. La estrategia de la OMS incide en este objetivo, que, de conseguirse, será una conquista ética. El bienestar integral es una expresión del anhelo humano de felicidad, estado que ha sido descrito como perfección de la persona. Es una utopía, un horizonte que nos sirve para caminar en la consecución de la salud para todos. Ese horizonte nos llena de esperanza; nos invita a la corresponsabilidad en un proyecto (del que la Agenda 2030 es una expresión) que hoy podemos asumir con un poder mayor, el que nos brindan las nuevas tecnologías y un mundo hiperconectado.

REFERENCIAS BIBLIOGRÁFICAS

Cadena, D. M. G., Reyes-García, V., & Venegas, V. M. Tecnología y Cuidado. *Technology, 15*(16), 821.

Cortina, A., & Carreras, I. (2004). *Consumo... luego existo.* Cristianisme i Justícia.

Cruz Roja Española. (2025, 25 de febrero). *Tecnología y vulnerabilidad en las Conversaciones Humanitarias de Fundación Cruz Roja Española.* Cruz Roja Española. https://www2.cruzroja.es/web/cruzroja/-/tecnologia-y-vulnerabilidad-en-las-conversaciones-humanitarias-de-fundacion-cruz-roja-espanola

Organización Mundial de la Salud. (2021). Estrategia mundial sobre salud digital 2020–2025 [Global strategy on digital health 2020-2025]. Ginebra: Organización Mundial de la Salud. Licencia: CC BY-NC-SA 3.0 IGO.

Organización de las Naciones Unidas. (2015). *Transformar nuestro mundo: La Agenda 2030 para el Desarrollo Sostenible.* https://www.un.org/ga/search/view_doc.asp?symbol=A/RES/70/1&Lang=S

Postman, N. (1992). *Tecnópolis: La rendición de la cultura a la tecnología.*

Secretaría General de Salud Digital, Información e Innovación para el SNS. (2021). Estrategia de Salud Digital del Sistema Nacional de Salud. https://www.mscbs.gob.es/estadEstudios/estadisticas/sisInfSanSNS/tablasEstadisticas/InfAnualSNS.htm

Sitges-Serra, Antonio, (2020). *Si puede, no vaya al médico.* Debate.

Torras, M. E. (2021). «Bienestar tecnológico: La relevancia de la educación en la propaganda de la era digital». *Revista Electrónica de Investigación Educativa, 23*, 1-3.

Velasco, M. T. (2023). «Derecho a la desconexión digital». *Temas laborales: Revista andaluza de trabajo y bienestar social,* (168), 393-413.

LA EDUCACIÓN DE LA CIUDADANÍA Y DE LOS PROFESIONALES

JOSÉ LUIS BIMBELA PEDROLA*

OBJETIVO

Facilitar y promover la educación de la ciudadanía y de los profesionales en una cultura de la salud y el bienestar que contemple las dimensiones física, emocional, social, espiritual y ética; y que favorezca tanto la autonomía, libertad, dignidad y autocuidado de ambos protagonistas como la corresponsabilidad, cooperación y simetría en su relación.

JUSTIFICACIÓN

DE LA SALUD Y SUS DIMENSIONES

En 2008, y gracias a las valiosas e innovadoras aportaciones de Alejandro Jadad y sus colaboradores (publicadas como editorial en BMJ-British Medical Journal), descubrimos que la salud puede definirse de forma operativa como «la habilidad para adaptarse y manejar los desafíos físicos, emocionales y sociales que se presentan durante la vida». Posteriormente, y a partir de las contribuciones teóricas y prácticas de autores como

---

* Doctor en Psicología. Psicólogo salubrista. Profesor asociado en la Escuela Andaluza de Salud Pública. Escritor y conferenciante. Editor de «El Blog de Bimbela».

Francesc Torralba, Mariola Bernal y José Luis Bimbela, y de instituciones pioneras como la Escuela Andaluza de Salud Pública, hemos ampliado las dimensiones de esta nueva salud-habilidad con la dimensión espiritual (ligada al sentido de la vida) y con la dimensión ética (asociada al logro del bienestar mutuo).

DEL COMPORTAMIENTO HUMANO

El epidemiólogo y humanista Jonathan Mann declaró públicamente, en los años más duros de la pandemia del VIH/sida, y vistas las dificultades para modificar las conductas de riesgo de la población, que «tendríamos que reconocer que el comportamiento humano es mucho más complejo que cualquier virus». De ahí la enorme relevancia de utilizar instrumentos de diagnóstico conductual a la hora de identificar las variables que pueden ayudan a promover comportamientos éticos y saludables en la ciudadanía y en los profesionales. En este sentido, el modelo PRECEDE de Green es de los más utilizados en el ámbito de la salud pública, en especial cuando se aplica en contextos de *Counselling* (habilidades para la relación de ayuda: emocionales, de comunicación y de motivación para el cambio).

DE LA ÉTICA PRÁCTICA

La filósofa Adela Cortina nos regaló hace ya unos cuantos años la pregunta ética fundamental: ¿para qué? Esto es, ¿cuál es, honestamente, nuestro objetivo? Cuando hacemos esta intervención o esta otra, cuando realizamos tal o cual conducta. Esta pregunta-reflexión es condición imprescindible para garantizar el éxito «saludable» de cualquier acción en el entorno de la salud pública. No es suficiente con las buenas intenciones ni con el desarrollo teórico de conceptos e ideas brillantes. Como acertadamente señala el filósofo y pedagogo José Antonio Marina, «los buenos sentimientos dejan de ser buenos si no pasan a la acción». Y ese paso a la acción implica, en el ámbito de la ética, el logro del bienestar mutuo. Lo que en las escuelas de negocios suelen denominar estrategia «ganar/ganar» y que en la Biblia podemos leer como «amarás al prójimo como a ti mismo».

DE LA EDUCACIÓN Y EL APRENDIZAJE

De Sócrates a Marina, y de Voltaire a Savater, podemos agrupar los distintos métodos que se han utilizado a lo largo de los tiempos para educar (en 2025 diríamos, más éticamente, «para facilitar aprendizajes») según dos cuestiones clave: ¿qué hacen los educadores?, ¿qué hacen los educados? Surgen así cuatro grandes metodologías formativas: la expositiva, en la que el educador dice (habla, habla y habla) y el educado escucha; la demostrativa, en la que el educador dice y hace, y el educado escucha, observa e imita (hace); la interrogativa, en la que el educador lanza preguntas abiertas, y el educado piensa, reflexiona, y responde; y la metodología por descubrimiento, en la que el educador propone una tarea y facilita guía y asesoramiento, y el educado piensa, reflexiona y construye una respuesta. Como Einstein decía: «Yo no enseño a mis alumnos, solamente les proporciono las condiciones en las que pueden aprender».

DEL ARTE SANADOR

En 2019 la Oficina Regional para Europa de la OMS (Organización Mundial de la Salud) concluyó, tras analizar 900 publicaciones científicas de todo el mundo, que involucrarse en actividades artísticas –ya sea de forma más activa (escribir, bailar, pintar, cantar) o de forma más pasiva (leer, asistir a exposiciones y conciertos)– mejora la salud física y mental de los ciudadanos. Algo que ya habían intuido artistas como Fernando Pessoa («existen las artes porque con la vida no es suficiente»), Elvira Sastre («escribo para curarme»), Chantal Maillard («escribo para que el agua envenenada pueda beberse») o Gavin Moss («hasta que no descubrí la música no tuve un rumbo hacia nada»). El auge de la «medicina narrativa» en los últimos años es una buena muestra de la relevancia de este enfoque educativo para la mejora de la salud y el bienestar de ciudadanos y profesionales.

SITUACIÓN

Asumiendo las cinco dimensiones presentadas en el epígrafe anterior (física, emocional, social, espiritual y ética) y reordenándolas a la luz de la búsqueda de las consecuencias éticas más favorables en cada una de ellas, la situación actual podría resumirse así:

DE LA SALUD ÉTICA

La llegada de la (mal) llamada inteligencia artificial (IA) ha encendido las alarmas y ha reactivado el interés por la decisión ética previa necesaria antes de cualquier intervención: ¿cuál es el objetivo? Este mismo decálogo responde a este creciente interés. Por ello, es muy positivo que en los últimos meses se empiece a hablar de la IA humanista, aquella que se plantea una cuestión capital en el tema que nos ocupa: ¿quién se adapta a quién? ¿Es el ciudadano el que debe adaptarse a esas *apps* (aplicaciones informáticas) frecuentemente diseñadas muy lejos (física, emocional, social y espiritualmente) del ciudadano al que van destinadas? O, por el contrario, como proponemos en este decálogo, ¿son las aplicaciones las que deben adaptarse a las necesidades de la ciudadanía?

DE LA SALUD FÍSICA

¡Qué maravilla descubrir los avances que en esta dimensión de la salud se hacen cada día, cada minuto! Ampliamos la cantidad de vida y, cada vez más, cuidamos también la calidad de esa vida. Reconozcámoslo y celebrémoslo. Y añadamos solamente dos reflexiones. La primera nos la ofrece el psiquiatra, experto en conducta suicida, Antonio González, que lo expresa con sabiduría y contundencia: «A veces los fármacos son necesarios; nunca suficientes». Por esta razón, tan obvia como olvidada, este decálogo contempla las cinco dimensiones ya citadas. La segunda reflexión llega de la mano (y el cerebro) del médico salubrista Sergio Minué, que nos advierte: «El exceso de intervención mata». Una vez más, el concepto «dosis eficaz» (sea en el ámbito farmacológico o en la intervención clínica o conductual) resultará de enorme utilidad ética y curativa.

DE LA SALUD EMOCIONAL

El miedo, más contagioso que la covid-19, se ha instalado en nuestras vidas. Miedo al futuro y miedo a revisar críticamente el pasado. Miedo al dolor y a la enfermedad. Miedo a la muerte y, a veces, a la propia vida. Miedo a la soledad y al rechazo. Miedo a la autocrítica. Miedo que se contagia por las redes sociales y que saca lo peor de nosotros contra nosotros mismos y contra los demás. Miedo que nos inmoviliza y nos hace sentir indefensos. Miedo que se traduce en cinismo, escepticismo o queja continua. Miedo al cambio y a lo desconocido (y a los desconocidos). Miedo al fracaso y miedo al éxito.

Miedos, miedos, miedos. Miedos que contaminan pensamientos, emociones y acciones. Miedos que añaden sufrimiento al dolor. Y que nos enferman física, emocional, social, espiritual y éticamente.

DE LA SALUD SOCIAL

El año 2017 fue especialmente productivo en el ámbito de la salud social. El psiquiatra Jorge Tizón nos confirmaba algo que ya intuíamos y que la ciencia reafirma: «Puede darse por probada la tendencia solidaria como básica en la humanidad, psicológica y biológicamente». Por otro lado, el neuropsicólogo Richard Davidson proclamaba tras años de investigación: «La bondad es la base de un cerebro sano y se puede entrenar». Sirvan estos hallazgos para homenajear a la bióloga Lynn Margulis, que años atrás concluyó: «La vida es una unión simbiótica y cooperativa que permite triunfar a los que se asocian. Es la cooperación lo que hace biológicamente posible la vida». Cooperar es más saludable que competir; sumar más saludable que restar; y la copulativa «y» más saludable que la disyuntiva «o».

DE LA SALUD ESPIRITUAL

Que España encabece, desde 2019, el consumo mundial lícito de ansiolíticos, hipnóticos y sedantes no es una buena noticia. Sí lo es, en cambio, que en los últimos años el interés por la espiritualidad (vinculada al sentido de la vida) haya aumentado exponencialmente. La evidencia científica, lenta y segura, confirma la beneficiosa influencia de esa dimensión de la salud en el resto de las dimensiones: desde el incremento de la adherencia terapéutica hasta el aumento de las conductas solidarias pasando por una mejor gestión emocional. Dijo Bertrand Russell que estamos en este mundo para ampliar el conocimiento y para ampliar el amor. Y Viktor Frankl, psiquiatra, nos recordaba que ni el poder, ni el placer, ni el dinero dan sentido a una vida. Y que sí lo dan dar y darse a los demás. Sí, las decisiones éticas (conjugando el propio bienestar y el bienestar de los demás) acaban dando sentido a una vida.

DE LAS METODOLOGÍAS FORMATIVAS

Es muy estimulante comprobar el *boom* de los talleres formativos en la mayor parte de jornadas, reuniones y congresos científicos. También, y muy especialmente, cuando están dirigidos a colectivos de pacientes y familiares. El concepto «taller» implica aprender haciendo, participando activamente, creando; y ello garantiza la mejora en las habilidades, destrezas y competencias necesarias para consolidar hábitos saludables. Cabe señalar (y aplaudir) el auge de las escuelas de pacientes, donde la educación entre iguales se ha convertido en una de las claves para el mantenimiento de los cambios de comportamiento.

Ítem más: Recíprocamente, será fundamental formar en cada una de las cinco dimensiones presentadas a los propios profesionales para que, en primer lugar, puedan cuidar de sí mismos de forma integral; y en segundo lugar, para que puedan facilitar, promover y reforzar esa educación multidimensional con la ciudadanía y con sus propios colegas y equipos profesionales.

HERRAMIENTAS

ESTRATEGIA INTELIGENTE

Frente a estrategias poco éticas como la malévola (yo gano y el otro pierde), la ingenua (yo pierdo y el otro gana) o la estúpida (todos perdemos), proponemos, con Carlo Cipolla, la estrategia inteligente, aquella que permite, facilita y refuerza el beneficio mutuo (todos ganamos). Y así, las decisiones, los acuerdos, los pactos y los cambios tienen más probabilidades de mantenerse en el tiempo.

EJERCICIO FÍSICO MODERADO

Sumando fases de baja intensidad con otras de alta intensidad. E incorporando claves sencillas como las que propone el psiquiatra Jesús de la Gándara: mover los pies todos los días (hacer ejercicio, caminar), mover las manos todos los días (abrazar, cocinar, aplaudir), y mover la lengua todos los días (hablar, comunicarse).

ALIMENTACIÓN ANTIINFLAMATORIA

Los más recientes hallazgos científicos sobre la relación entre la microbiota intestinal y las emociones y los comportamientos han provocado que se hable del intestino como el segundo cerebro y del «eje intestino-cerebro». Es más, las personas con dolor crónico notifican mejoras en los episodios agudos (con sus repercusiones físicas, emocionales y sociales asociadas), cuando realizan dietas antiinflamatorias.

TABLA DE GIMNASIA EMOCIONAL (TGE)

De la reflexión de Epicteto («lo más relevante no es lo que pasa sino cómo interpreto lo que pasa») y el diálogo socrático con uno mismo, a la acción concreta que implica la Tabla de Gimnasia Emocional de Bimbela. Todo ello, con el objetivo de recuperar el poder sobre los propios pensamientos y las emociones derivadas y de evitar así automatismos tan frecuentes como el filtro mental (fijarse solamente en lo negativo), la dramatización, la sobregeneralización, y el catastrofismo.

TABLA DE GIMNASIA SOCIAL (TGS)

A través de la práctica (verbal y no verbal) de seis verbos –preguntar, escuchar, empatizar (empatizar de forma concreta y argumentada), resumir, reforzar y retroalimentar– que constituyen, cada uno de ellos, un instrumento utilísimo para una comunicación interpersonal ética y humanista, y que, conjuntamente, garantizan unas relaciones generadoras de confianza mutua y de salud (en sus cinco dimensiones).

EUDEMONÍA

Para lograr una felicidad más sostenible, proponemos sumar al gratificante (y efímero) hedonismo esa eudemonía (sentido vital, crecimiento personal, autenticidad, florecimiento) que nos permitirá el logro de una salud (en sus 5 dimensiones) más sólida, firme y duradera. En este sentido, la capacidad para elaborar un relato (arte sanador) que dé sentido a la propia vida puede resultar de enorme importancia.

MODELO PRECEDE

El modelo PRECEDE de diagnóstico conductual (con-
cebido por LW Green) permite hacer una valiosa y muy
fructífera «fotografía» de los distintos factores (predis-
ponentes, facilitadores y reforzantes) que influyen en la
aparición y mantenimiento de hábitos y conductas. Una
información imprescindible para adecuar contenidos y
formatos de cualquier acción educativa que se pretenda
emprender.

MÉTODOS EDIPO

El uso de metodologías facilitadoras del aprendizaje (individual y grupal) es parte del reto ético y garantizará el
éxito de las intervenciones educativas con la ciudadanía
y con los profesionales. De ahí la relevancia de dosificar
y usar con sabiduría los métodos **EDIPO** presentados en
este Decálogo (**E**xpositivo, **D**emostrativo, **I**nterrogati-
vo y **PO**r descubrimiento). Tanto en la educación entre
iguales como en la que realicen los profesionales con la
ciudadanía y los expertos con los sanitarios.

REFERENCIAS BIBLIOGRÁFICAS

Arponen, S. *¡Es la microbiota, idiota! Descubre cómo tu salud depende de los billones de microorganismos que habitan tu cuerpo*. Alienta: Barcelona, 2021.

Bayés, R. *Reflexiones desnudas*. AgInf. 2015; (73), 19,1, 22-25.

— *Un largo viaje por la vida*. Plataforma Actual: Barcelona, 2020.

Bernal, M. «Espiritualidad en ciencias sociales y salud: Genealogía y usos de un término». *Estudios Eclesiásticos*, septiembre de 2022; vol. 97; número 381-382, 423-463.

Bimbela, J.L. *Yo decido. La tecnología con alma*. Desclée de Brouwer: Bilbao, 2014.

— *Salud espiritual. La cuarta dimensión*. Arch Memoria [en línea]. 2016; (13 fasc. 2). Disponible en <http://www.index-f.com/memoria/13/13200.php>

— «La gestión de las emociones en la práctica clínica. Un camino inteligente y sanador para mejorar la salud de las personas». *Enfermería Clínica*. Volume 28, Issue 2, March–April 2018, Pages 77-80

— «Autocuidado ético y emocional para sanitarios». *Educación Médica*, 2022; 23(2):100717.

— «Prevención del suicidio. Una perspectiva salubrista. De lo individual a lo colectivo». *Folia Humanística*, 2023; 2 (3) 1-23. Doi: http://doi.org/10.30860/0097.

— *Bondad práctica y radical*. Desclée de Brouwer: Bilbao, 2023.

Bresley, A. C. «Foucault and the turn to narrative therapy». British Journal of Guidance and Couselling, 2002; 30, 125-143.

Broyard, A. *Ebrio de enfermedad. La uña rota*: Segovia, 2013.

Casado, S. *Diario de un médico descalzo*. Salvador Casado Buendía: Madrid, 2017.

Chochinov, H. M. «La regla de platino: un nuevo estándar para la atención centrada en la persona». *J Palliat Med.* 25 de febrero de 2022. doi: 10.1089/jpm.2022.0075.

Cipolla, C. *Allegro ma non troppo.* Crítica: Madrid, 2001.

Cortina, A. *¿Para qué sirve realmente la ética?* Paidós: Barcelona, 2013.

De Diego, R; et al., «The efficacy of religious and spiritual interventions in nursing care to promote mental, physical and spiritual health: A systematic review and meta-analysis», *Applied Nursing Research*, 2022; https://doi.org/10.1016/j.apnr.2022.151618

De Rivera, L.G. *Esclavos del algoritmo.* Debate: Barcelona, 2025.

Esquerda, M. «Emociones a flor de piel: competencia emocional, la competencia olvidada en medicina». *Boletín docTutor de Educación Médica.* Junio de 2025.

Esquirol, J.M. *Humano, más humano. Una antropología de la herida infinita.* Acantilado: Barcelona, 2021.

Garriga, J. *Vivir en el alma.* Rigden: Barcelona, 2014.

González-García, M; González-López, J. «Bases neurofisiológicas de mindfulness y compasión: una propuesta desde la teoría polivagal». *Mindfulness & Compassion,* Volume 2, Issue 2, July–December 2017, Pages 101-111.

Gracia, D. *Bioética mínima.* Triacastela: Madrid, 2019.

Green, L.W; Kreuter, M.W. *Health Promotion Planning. An Educational and Ecological Approach.* Mountain View, CA: Mayfield Publishing, 1999.

Jadad, A.R; O'Grady, L. ¿Cómo se debe definir la salud? BMJ. 2008; 337: a2900.

Jiménez, B. *Manual de gestión emocional para médicos y profesionales de la salud. Transformar la vulnerabilidad en recursos.* Desclée de Brouwer: Bilbao, 2020.

Jollien, A. *Elogio de la debilidad.* RBA Libros: Barcelona, 2003.

Jovell, A. «Medicina basada en la afectividad». *Medicina Clínica*, 1999; 113:173-175.

Laguna, J. *Vulnerables. El cuidado como horizonte político*. Cristianisme i Justicia: Barcelona, 2020.

Morera, B; Cruz, M; Barrera, A. «Las dimensiones del sufrimiento y su evaluación ante el deseo de adelantar la muerte». AMF, 2022; 18 (5); 291-296.

OMS (Organización Mundial de la Salud). Carta de Ginebra para el Bienestar. Ginebra, 2021.

Parra, S.; Martínez, M.A.; Leiva, A.M; Petermann, F.; Lasserre, N.; Celis, C. «Una dieta antiinflamatoria disminuiría el riesgo de mortalidad por todas las causas. Carta al editor». *Rev. méd.* Chile vol.148 no.12 Santiago dic. 2020.

Pulido, M; Albert, M. «Salud y espiritualidad. Quaderns de l'Institut Català d'Antrologia» 2020; número 36 (1) 2020 pp. 1-6.

Reviejo, S.F. «¿Por qué España es el país del mundo donde se toman más tranquilizantes?» *Público*. 10.04.2021.

Rodríguez, M. *Espiritualidad y salud integral*. Monte Carmelo: Burgos, 2014.

Rueda, B. «Cuerpo y mindfulness». *Revista Española de Educación Física y Deportes: REEFD* 2019; número extra 426. ISSN-e 1133-6366: 51-56.

Ruiz, R. «¿Por qué narrar en clínica? Una breve reflexión sobre los fundamentos del pensamiento narrativo». *Boletín docTUtor de educación médica*. Octubre, 4. 2018.

Torralba, F. *Inteligencia espiritual*. Plataforma Editorial: Barcelona, 2010.

VV.AA. Biblia de Jerusalén. Desclée de Brouwer: Bilbao, 2009.

WHO (World Health Organization). «What is the evidence on the role of the arts in improving health and well-being? A scoping review». 2019.

LOS PELIGROS DE LA TECNOLOGÍA SANITARIA ANTE LA PÉRDIDA DE VALORES HUMANÍSTICOS

JOSÉ ANTONIO MARTÍN URRIALDE*

INTRODUCCIÓN

La tecnología sanitaria ha transformado radicalmente la forma en que se presta atención al paciente / usuario, ofreciendo herramientas avanzadas para el diagnóstico, tratamiento y seguimiento de los pacientes.

Sin embargo, este avance tecnológico también plantea riesgos significativos, especialmente en términos de la posible deshumanización de la atención sanitaria. Este artículo explora los peligros asociados con la tecnología sanitaria y la importancia de mantener los valores humanísticos en la práctica médica. (1)

Uno de los principales peligros de la tecnología sanitaria es la deshumanización de la atención sociosanitaria. A medida que los profesionales de la salud dependen cada vez más de las tecnologías avanzadas, existe el riesgo de que se pierda el contacto humano esencial en la relación con el paciente y la tecnología puede convertirse en una barrera que impide la comunicación efectiva y la empatía, elementos fundamentales para una atención centrada en el paciente.

La inteligencia artificial (IA) y la automatización han revolucionado la salud, pero también presentan riesgos significativos. La confianza ciega en los algoritmos de IA

---

*   Profesor titular y director del Observatorio de Humanización. Universidad CEU San Pablo / Fundación Humans.

puede llevar a decisiones clínicas inapropiadas si no se analizan críticamente sus resultados. (2)

Además, la automatización excesiva puede reducir la interacción humana, lo que es crucial para comprender las necesidades y preocupaciones de los pacientes.

La digitalización de la información médica ha mejorado la eficiencia y la accesibilidad, pero también ha aumentado los riesgos de ciberseguridad. Los ataques cibernéticos pueden comprometer la privacidad de los datos de los pacientes, lo que puede tener consecuencias devastadoras para su confianza en el sistema de salud. (3) Es esencial que los profesionales de la salud sean conscientes de estos riesgos y tomen medidas para proteger la información sensible.

VALORES HUMANÍSTICOS EN LA ATENCIÓN SOCIOSANITARIA

Para contrarrestar estos peligros, es crucial que los profesionales de la salud mantengan un enfoque humanístico en su práctica. Esto implica acoger a los pacientes con empatía, escuchar activamente sus preocupaciones y acompañarlos durante todo el proceso de atención. La tecnología debe ser vista como una herramienta que complementa, y no reemplaza, la interacción humana. (1, 3)

En el ámbito de la salud, la comunicación efectiva es esencial para proporcionar una atención de calidad. Una comunicación fundamentada en la empatía, el respeto a la persona y la humanización no sólo mejora la relación entre el profesional de la salud y el paciente, sino que también contribuye a mejores resultados clínicos. Este artículo explora las posibilidades de los profesionales de la salud de acoger, escuchar y acompañar a sus pacientes de manera empática y respetuosa, destacando el valor de la empatía en la tecnología de la salud. (3)

La empatía es la capacidad de comprender y compartir los sentimientos de otra persona. En el contexto sanitario, la empatía permite a los profesionales de la salud conectar con sus pacientes a un nivel más profundo, fomentando un ambiente de confianza y colaboración

La empatía no sólo mejora la satisfacción del paciente, sino que también puede reducir el estrés y la ansiedad, así como facilitar una mejor adherencia al tratamiento, a través de tres acciones que el profesional debe desarrollar:

ACOGER: CREAR UN ENTORNO DE CONFIANZA

Acoger a los pacientes implica recibirlos con una actitud abierta y comprensiva. Esto significa mostrar interés genuino por sus preocupaciones y necesidades. Un entorno acogedor se caracteriza por la calidez y la disposición a ayudar, lo cual es fundamental para establecer una relación terapéutica efectiva. (2)

ESCUCHAR: LA BASE DE LA COMUNICACIÓN EMPÁTICA

Escuchar activamente es una habilidad crucial para los profesionales de la salud. La escucha empática implica prestar atención plena al paciente, sin interrupciones ni juicios. Esta forma de escuchar permite al profesional comprender mejor las experiencias y emociones del paciente, lo que es esencial para proporcionar un cuidado personalizado y efectivo. (2)

ACOMPAÑAR: ESTAR PRESENTE EN EL PROCESO DE ATENCIÓN

Acompañar a los pacientes significa estar presente y disponible durante todo el proceso de atención. Esto incluye ofrecer apoyo emocional y práctico, así como estar dispuesto a responder preguntas y aclarar dudas.

Acompañar de manera empática fortalece la relación entre el profesional y el paciente, así como promueve un sentido de seguridad y bienestar. (3)

LA HUMANIZACIÓN EN LA TECNOLOGÍA DE LA SALUD

La tecnología de la salud, que ha avanzado significativamente en los últimos años, ofrece hoy nuevas herramientas para mejorar la atención al paciente. Sin embargo, es crucial que estos avances tecnológicos se integren de manera que no se pierda la humanización del cuidado. La empatía debe ser un componente central en el uso de la tecnología sanitaria, pues asegura que las interacciones digitales también sean respetuosas y comprensivas.

Ejercer una comunicación fundamentada en la empatía, el respeto a la persona y la humanización es esencial para los profesionales de la salud. Acoger, escuchar y acompañar a los pacientes de manera empática no sólo mejora la experiencia del paciente, sino que también contribuye a mejores resultados clínicos. La integración de la empatía en la tecnología de la salud es fundamental para mantener la humanización del cuidado en un mundo cada vez más digitalizado. (4, 5)

PROPUESTAS DE MEJORA PARA EL FUTURO EN EL USO DE TECNOLOGÍAS SANITARIAS DOTÁNDOLAS DE VALORES HUMANÍSTICOS

La tecnología sanitaria ha avanzado a pasos agigantados y actualmente ofrece herramientas innovadoras para mejorar la asistencia. Es necesario, por tanto, proponer una serie de acciones que mejoren el uso de las tecnologías desde una visión humanizadora:

FORMACIÓN EN COMPETENCIAS HUMANÍSTICAS

Es fundamental que los profesionales de la salud reciban formación continua en competencias humanísticas.

Esto incluye habilidades de comunicación, empatía y ética. La formación debe enfatizar la importancia de acoger, escuchar y acompañar a los pacientes, incluso en un entorno altamente tecnológico. (1, 4)

DISEÑO CENTRADO EN EL USUARIO

Las tecnologías sanitarias deben considerar las necesidades y experiencias de los pacientes, con un diseño centrado en el usuario y con herramientas tecnológicas que, más intuitivas y accesibles, faciliten una interacción más humana y comprensiva. (5)

Involucrar a los pacientes en el proceso de diseño puede proporcionar valiosas perspectivas para mejorar la usabilidad y la empatía en las tecnologías.

INTEGRACIÓN DE LA INTELIGENCIA ARTIFICIAL CON SUPERVISIÓN HUMANA

Si bien la inteligencia artificial (IA) puede mejorar significativamente la eficiencia y precisión en la atención médica, es crucial que se utilice como una herramienta complementaria, con supervisión humana constante. (2, 6)

Los profesionales de la salud deben estar capacitados para interpretar y validar los resultados generados por la IA, asegurando que las decisiones clínicas se tomen con un enfoque humanístico. (1)

PROMOCIÓN DE LA TELEMEDICINA HUMANIZADA

La telemedicina ha demostrado ser una herramienta valiosa, especialmente durante la pandemia de COVID-19. Para mantener los valores humanísticos, es esencial que las consultas virtuales se realicen de manera empática y personalizada.

Los profesionales de la salud deben recibir formación específica en habilidades de comunicación virtual para garantizar que los pacientes se sientan escuchados y comprendidos. (6)

PROTECCIÓN DE LA PRIVACIDAD Y SEGURIDAD DE LOS DATOS

La digitalización de la información sanitaria plantea desafíos significativos en términos de privacidad y seguridad. Es fundamental aplicar medidas robustas para proteger los datos de los pacientes y garantizar así su confidencialidad y confianza en el sistema de salud.

La transparencia en el manejo de datos y la comunicación clara sobre las políticas de privacidad son esenciales para mantener una relación de confianza con los pacientes.

EVALUACIÓN CONTINUA Y RETROALIMENTACIÓN

La implementación de tecnologías sanitarias debe ir acompañada de una evaluación continua y la recopilación de retroalimentación de los usuarios que permita identificar áreas de mejora y ajustar las tecnologías para que se alineen mejor con los valores humanísticos. (2, 5)

La retroalimentación de los pacientes y profesionales de la salud es crucial para asegurar que las tecnologías se utilicen de manera efectiva y respetuosa.

LA PERCEPCIÓN DEL PACIENTE SOBRE LA TECNOLOGÍA SANITARIA

Los pacientes suelen tener una percepción mixta sobre la tecnología sanitaria a veces derivada de su desconocimiento y posible brecha digital o social.

Por un lado, valoran los beneficios que estas tecnologías aportan, como diagnósticos más rápidos y precisos, tratamientos personalizados y un mejor seguimiento de su salud.

Por otro, algunos pacientes pueden sentirse abrumados o desconectados debido a la falta de interacción humana y la complejidad de algunas herramientas tecnológicas. (6)

En general, los beneficios percibidos por los pacientes son:

1. Mejora en la precisión diagnóstica: los pacientes aprecian que las tecnologías avanzadas permiten diagnósticos más precisos y rápidos, lo que puede llevar a tratamientos más efectivos y oportunos. (1)

2. Acceso a información y autogestión: la digitalización de la información médica permite a los pacientes acceder a sus datos de salud y participar activamente en la gestión de su bienestar. (3)

3. Telemedicina y comodidad: la telemedicina ha sido bien recibida por muchos pacientes, ya que ofrece la comodidad de recibir atención médica desde casa, reduciendo la necesidad de desplazamientos.

Y las preocupaciones de los pacientes son:

1. Deshumanización de la atención: algunos pacientes sienten que la tecnología puede deshumanizar la atención médica y reducir la interacción cara a cara con los profesionales de la salud.

2. Privacidad y seguridad de los datos: la preocupación por la privacidad y la seguridad de los datos médicos es un tema recurrente entre los pacientes, quienes temen que su información sensible pueda ser comprometida.

3. Brecha digital: no todos los pacientes tienen el mismo nivel de acceso o habilidades para utilizar tecnologías avanzadas, lo que puede crear una brecha digital y desigualdades en la atención.

Sería por ello necesario hacer una serie de recomendaciones para los profesionales de la salud:

1. Mantener la humanización en la atención: es fundamental que los profesionales de la salud mantengan una comunicación empática y personalizada, incluso cuando utilizan tecnologías avanzadas. Acoger, escuchar y acompañar a los pacientes sigue siendo esencial.

2. Educación y capacitación: proporcionar a los pacientes estas competencias sobre el uso de tecnologías sanitarias puede ayudar a reducir la brecha digital y aumentar la confianza en estas herramientas.

3. Transparencia en el manejo de datos: la información detallada sobre cómo se manejan y protegen los datos de los pacientes puede ayudar a aliviar sus preocupaciones sobre la privacidad y la seguridad.

CONCLUSIONES

Integrar valores humanísticos en el uso de tecnologías sanitarias es esencial para brindar una atención médica de calidad y centrada en el paciente.

A través de la formación en competencias humanísticas, el diseño centrado en el usuario, la supervisión humana de la IA, la telemedicina humanizada, la protección de la privacidad y la evaluación continua, los profesionales de la salud pueden asegurar que la tecnología se utilice de manera que beneficie a los pacientes sin comprometer los valores fundamentales de la atención médica.

La visión del paciente ante las tecnologías sanitarias es compleja y multifacética. Si bien los pacientes valoran los beneficios que estas tecnologías pueden ofrecer, también tienen preocupaciones legítimas que deben ser abordadas. Los profesionales de la salud desempeñan un papel crucial en asegurar que la tecnología se utilice de manera que favorezca a los pacientes sin comprometer la calidad y la humanización de la atención.

REFERENCIAS BIBLIOGRÁFICAS

1. Baños Díez, J. E., & Guardiola Pereira, E. (2024). *La convivencia entre la tecnología y el humanismo médico.* Medicina Clínica Práctica.

2. Asociación Salud Digital. (2025). Informe ECRI: previsiones para 2025. Recuperado de salud-digital.es: Smith, J. (2018). «Empathy in Healthcare: Building Trust and Improving Outcomes». *Journal of Health Communication*, 23(4), 345-356.

3. «The Role of Empathy in Patient Care. Healthcare Technology Today», 15(2), 112-119. Davis, R. (2023). «Humanizing Digital Health: The Importance of Empathy in Technology». Digital Health Review, 10(1), 45-5

4. Pérez Azcárate, A. (2020). «La empatía en la comunicación interpersonal». Recuperado de alfonsoperezazcarate.com 2: Soporte y Atención. (2021). «Qué papel juega la empatía en la comunicación respetuosa». Recuperado de soporteyatencion.es.

5. Aguirre, F. (2019). *La importancia de la empatía en la comunicación eficaz y cómo desarrollarla.* Recuperado de fatimaaguirreconsultora.com

6. Smith, J. (2018). «Empathy in Healthcare: Building Trust and Improving Outcomes». *Journal of Health Communicatio*n, 23(4), 345-356. Brown, L. (2022). «The Role of Empathy in Patient Care. Healthcare Technology Today», 15(2), 112-119. Davis, R. (2023). «Humanizing Digital Health: The Importance of Empathy in Technology». *Digital Health Review*, 10 (1), 45-59.

INCLUSIÓN Y NO DISCRIMINACIÓN

BENJAMÍN HERREROS*

> «La justicia parece la más excelente de las virtudes
> y que ni el atardecer ni la aurora son tan maravillosos
> La justicia no es una parte de la virtud, sino la virtud entera»
>
> Aristóteles, *Ética a Nicómaco*

INCLUSIÓN Y NO DISCRIMINACIÓN. HABLEMOS DE JUSTICIA

Con las tecnologías en salud, al tratar la inclusión y la no discriminación en realidad se está abordando la justicia. La justicia se refiere a la relación entre el individuo y la sociedad, a las relaciones interpersonales y entre los ciudadanos. La inclusión supone no dejar a nadie fuera, contar con todos los ciudadanos para que se beneficien de las tecnologías. Por su parte, no discriminar (del latín *dis-crimen*: separar y distinguir) significa no separar ni distinguir entre aquellos incluidos para no perjudicar a los que se separan. Si queremos un sistema sanitario justo, es esencial que sea inclusivo y no discriminatorio, también con las nuevas biotecnologías.

---

* Profesor titular, Departamento de Medicina Legal, Facultad de Medicina, UCM. Instituto de Ética Clínica Francisco Vallés.

En la *Ética a Nicómaco*, el primer tratado de ética de la cultura occidental, Aristóteles señala que «la justicia es la única, entre las virtudes, que parece referirse al bien ajeno, porque afecta a los otros; hace lo que conviene a otro, sea gobernante o compañero» (1). La justicia es la virtud moral implicada en el reparto de los bienes comunes. Cuando un bien es común o afecta a los demás, en este caso las tecnologías en salud, se debe considerar la forma justa de repartirlo. Aristóteles diferenciaba entre dos clases de justicia: «Una especie de justicia particular [...] es la que se aplica en la distribución de honores, dinero o cualquier cosa compartida entre los miembros de una comunidad (pues, en estas distribuciones, uno puede tener una parte igual o no igual a otro), y otra especie es la que establece los tratos en las relaciones entre individuos» (1). La primera es la justicia distributiva, que es la que nos afecta al tratar la inclusión y no discriminación con las tecnologías en salud, mientras que la segunda es la justicia correctiva.

JUSTICIA DISTRIBUTIVA: ¿CÓMO DISTRIBUIR LAS TECNOLOGÍAS EN SALUD?

En el derecho romano, el jurista Domicio Ulpiano explicaba que la justicia (*iustitia*) consistía en «vivir honestamente, no hacer daño a otro, dar a cada uno lo suyo» (2). Siguiendo el concepto aristotélico de justicia distributiva, debemos quedarnos con el tercer atributo de Domicio Ulpiano: «Dar a cada uno lo suyo» (*Ius suum cuique tribuere*). La duda es: ¿qué es lo de cada uno? ¿cómo repartimos, en este caso, las tecnologías de salud? La respuesta a esta cuestión, el criterio de distribución (de las tecnologías en salud), es la base de cada sistema sanitario.

Se han propuesto diferentes criterios para distribuir los recursos sociales y sanitarios. En cada propuesta, lo justo sería «ajustarse» a un determinado patrón o modelo de distribución de los recursos. Estos modelos han producido las diferentes concepciones de justicia (distributiva) con las que convivimos, los «principios materiales de justicia», que concretan la forma de repartir, en nuestro caso, las tecnologías en salud. (3) La tradición liberal tiene como modelo o criterio de distribución la libertad de intercambio. Lo justo sería lo que se consigue en un mercado libre. De esto se deduce que aquellos con más recursos (económicos, intelectuales) tendrían acceso a mejores tecnologías sanitarias. Para el modelo socialista o igualitarista, el criterio de distribución debe ser la igualdad, por lo cual todos deberíamos acceder a las mismas tecnologías, ni más ni menos. La propuesta utilitarista usa como criterio el mayor beneficio para la mayor cantidad de personas, de forma que se logre la «máxima utilidad social global». La concepción contractualista señala que lo justo es cumplir el contrato conveniente.

Usemos un criterio u otro para distribuir las tecnologías en salud, dado que nuestro sistema social y político se fundamenta en la igualdad entre los ciudadanos y en el respeto a determinados valores (como el acceso a la atención sanitaria), no se puede justificar la discriminación ni la exclusión de determinados sujetos o grupos sociales. Hacerlo supondría quebrantar la idea de justicia que nos hemos dado. Sin embargo, como ya apuntó Aristóteles, «la justicia y la injusticia tienen varios significados». Si es así: ¿con cuál de los conceptos y criterios nombrados nos quedamos para ser justos, es decir, para incluir a todos los ciudadanos potencialmente beneficiarios de las tecnologías en salud y, además, no discriminar?

LIBERTAD, EQUIDAD Y UTILIDAD SOCIAL

John Rawls ha sido el autor más influyente en la interpretación actual de la justicia distributiva. En *Teoría de la justicia* (1971) propone la construcción racional de unos principios morales, de los principios de justicia, entre sujetos que son libres e iguales (4). J. Rawls intenta combinar la libertad, un sistema de libertades lo más extenso posible, con la igualdad. La libertad se debe ejercer en un régimen de igualdad de oportunidades y los bienes sociales (entre los que podríamos incluir las tecnologías en salud) deben ser distribuidos igualmente, a menos que una distribución desigual beneficie a los menos favorecidos. J. Rawls, además de incorporar conceptos liberales y de igualdad, no obvia la perspectiva utilitarista: si no hay recursos para todos, algo habitual con las tecnologías en salud, las desigualdades estarán organizadas de forma que produzcan el mayor beneficio social, el máximo beneficio para los menos favorecidos.

Tras la *Teoría de la justicia* (5), J. Rawls propuso en 2002 el concepto de justicia como equidad o imparcialidad (*Justice as fairness*). La equidad busca corregir las diferencias que impiden un acceso igualitario a los recursos. Para que todos los ciudadanos tengan un acceso similar a los recursos (a las tecnologías), son aceptables ciertas diferencias si estas sirven para garantizar el acceso igualitario a los recursos. Por ejemplo, si queremos que todos los centros penitenciarios se beneficien de la teleconsulta con especialistas de medicina, no se pueden poner los mismos recursos en todos. La inversión en tecnología y en formación en ciertos centros será mucho mayor. Si un centro penitenciario es pequeño y está aislado, necesitará más recursos que otro centro próximo a una gran población y con más médicos. Cometer esta desigualdad pretende garantizar la equidad, el acceso igualitario de todos los internos a la teleconsulta.

De acuerdo con J. Rawls (5), al principio de justicia distributiva como equidad hay que añadir dos matices: la libertad de elección y la utilidad social. Si un interno libre y voluntariamente no quiere acceder a la teleconsulta, tenemos que respetar su decisión, siempre y cuando hacerlo no perjudique a los demás. El segundo matiz hay que considerarlo cuando los recursos son escasos. En el caso de que sólo podamos poner un servicio de teleconsulta en un centro penitenciario, hay que tener en cuenta el mayor beneficio social global. En qué centro habría mayor beneficio por colocar la teleconsulta. Esta evaluación se debería hacer de forma imparcial y evitando sesgos, considerando únicamente el mayor beneficio objetivo para la mayor cantidad de internos de los centro penitenciarios. Y teniendo en cuenta especialmente a los más desfavorecidos.

CONSIDERACIONES PRÁCTICAS SOBRE LA INCLUSIÓN Y LA NO DISCRIMINACIÓN

USAR LA TECNOLOGÍA QUE SEA BENEFICIOSA CON EQUIDAD

Las tecnologías en salud y la digitalización de la medicina deben garantizar, al menos, la misma calidad asistencial. La tecnología no es buena *per se*, por lo cual resulta imprescindible investigar los posibles beneficios y riesgos de cada tecnología. Si se emplean tecnologías que no son beneficiosas o, al revés, si dejan de usarse tecnologías que sí lo son, se estará atendiendo inadecuadamente a los destinatarios de dichas tecnologías. Estarían recibiendo un cuidado peor que otros ciudadanos, lo cual contra atenta el principio de equidad.

1. Es imprescindible medir la calidad asistencial de las tecnologías. No sólo la calidad percibida (por del ciudadano o por el profesional), sino la calidad en términos objetivos, con parámetros clínicos. La investigación relativa a la innovación tecnológica y a la digitalización debe orientarse a determinar qué procesos garantizan una calidad asistencial, al menos, igual y, por tanto, cuándo debemos emplearlas.

2. Si una determinada tecnología demuestra un efecto positivo para el cuidado de la salud, debemos utilizarla en todos aquellos ciudadanos que se puedan beneficiar de ella. Si no es así, unos pacientes estarán mejor tratados que otros, lo cual quebranta la igualdad y la equidad.

3. Debemos recelar de las gestiones economicistas (6), centradas en la mera eficiencia, en la gestión económica, y despreocupadas de brindar una atención óptima al ciudadano. Aunque las nuevas tecnologías permitan ahorro y eficiencia, si no se acompañan de una mejora en la atención sanitaria, carecen de verdadera utilidad. La tecnología es un medio para un fin, el cuidado de la salud.

PRINCIPIOS DE INCLUSIÓN, DE NO DISCRIMINACIÓN Y DE RESPETO A LA AUTONOMÍA

La innovación tecnológica y la digitalización producen ventajas en la atención de los pacientes. Aprovechar los beneficios de las tecnologías es una exigencia ética. Sin embargo, dado que la atención sanitaria está socializada y que se vehicula a través del sistema sanitario, la distribución de las tecnologías en salud (como la de todos los procedimientos y recursos sanitarios) debe responder a criterios de justicia y de equidad, lo cual supone:

1. Garantizar que los beneficios de las tecnologías en salud sean accesibles a todos los ciudadanos (*principio de inclusión*).

2. Poner los recursos materiales y humanos necesarios para que el acceso a los beneficios de las tecnologías sea equitativo. No es admisible ningún tipo de discriminación ni de perjuicio en el acceso a las tecnologías, ya sea por edad, género, etnia o por cualquier otro motivo (*principio de no discriminación*). Dado que hay ciudadanos que no acceden fácilmente a los beneficios que ofrecen las tecnologías en salud (barreras geográficas, «brecha digital», falta de recursos tecnológicos), el sistema sanitario tiene que trabajar para que estos ciudadanos no se vean perjudicados ni sufran discriminación digital.

3. Hay que intentar que todos los ciudadanos se beneficien las tecnologías (inclusión) y evitar todo tipo de discriminación, pero también hay que respetar la libertad de los ciudadanos si deciden no usar la tecnología en salud, aunque esta les sea beneficiosa (*principio de respeto a la autonomía*). Si un interno de un centro penitenciario donde hay teleconsulta prefiere esperar dos meses para ser visto presencialmente por el especialista, en lugar de realizar antes una teleconsulta con él, se debe respetar su de decisión.

REFERENCIAS BIBLIOGRÁFICAS

Aristóteles. *Ética nicomaquea. Ética eudemia.* Gredos, Madrid, 1985, 237-247.

Diccionario panhispánico del español jurídico. «Los principios del derecho son estos: vivir honradamente, no hacer daño a otro, dar a cada uno lo suyo» (Ulpiano: Digesto 1, 1, 10, 1). Disponible en: https://dpej.rae.es/lema/iuris-praecepta-sunt-haec-honeste-vivere-alterum-non-laedere-suum-cuique-tribuere (acceso 1 de marzo de 2025)

Sánchez González MA. *Ética, bioética y globalidad. Teorías sobre la justicia: liberalismo, socialismo, utilitarismo y liberalismo político.* Madrid, CEP, 2006.

Cortina A. *Ética mínima. Introducción a la filosofía práctica.* Tecnos, Madrid, 2000 (6ª edición), 83.

Rawls J. *La justicia como equidad. Una reformulación.* Paidós, Barcelona, 2002, 13-20; 112-115.

Alonso, M.B.; Pacios, E.; Herreros, B. «Are the management objectives for hospital physicians ethical?» *Rev Clin Esp* (Barc). 2019 Mar; 219(2):90-95.

TELEMEDICINA PARA LA ACCESIBILIDAD: UN PILAR EN LA HUMANIZACIÓN DE LAS TECNOLOGÍAS SANITARIAS

CARLOS ROYO SÁNCHEZ*

INTRODUCCIÓN

La telemedicina ha emergido como una herramienta esencial para abordar desigualdades en el acceso a los servicios de salud. En un mundo donde las barreras geográficas, socioeconómicas y culturales persisten, la telemedicina se presenta como una solución tecnológica que democratiza la atención médica. Sin embargo, su implementación requiere un enfoque deliberado y humanista para garantizar que no sólo amplíe el acceso, sino también respete la dignidad y las necesidades individuales de los pacientes.

EL POTENCIAL DE LA TELEMEDICINA EN EL ACCESO EQUITATIVO A LA SALUD

La telemedicina permite la interacción remota entre pacientes y proveedores de salud a través de plataformas tecnológicas como videollamadas, aplicaciones móviles y dispositivos de monitoreo remoto. Su impacto es

---

* Médico. Director de Estrategia de Salud de GMV. Vicepresidente de la Comisión de salud Digital de AMETIC.

particularmente significativo en comunidades rurales y remotas, donde la falta de infraestructura sanitaria limita el acceso a servicios esenciales (WHO, 2020). Además, la telemedicina reduce el tiempo y costo de desplazamiento, por lo que beneficia a pacientes con movilidad reducida o responsabilidades laborales que dificultan la asistencia presencial.

Un ejemplo destacado es su aplicación en la atención primaria y la salud mental. Estudios han demostrado que las consultas virtuales pueden ser tan efectivas como las presenciales en el manejo de enfermedades crónicas y trastornos psicológicos (Bashshur et al., 2016). En países en desarrollo, proyectos piloto como los de India han demostrado una reducción significativa de la morbilidad al implementar plataformas de teleconsulta en zonas rurales (Rao et al., 2021).

Un aspecto específico de gran interés y necesidad dentro de la telemedicina es el de la telemonitorización de pacientes, especialmente los crónicos.

En España el 70% del gasto sanitario se destina al seguimiento de las enfermedades crónicas. Esto, añadido al envejecimiento paulatino y constante de la población española y la falta de recursos humanos sanitarios debida a la jubilación de más de ochenta médicos desde hace dos años y en los próximos tres, hace que la telemonitorización de pacientes crónicos sea una práctica indispensable para asegurar la sostenibilidad de nuestro Sistema Nacional de Salud (SNS).

DESAFÍOS Y SOLUCIONES PARA LA INCLUSIÓN

A pesar de su promesa, la telemedicina enfrenta obstáculos que pueden perpetuar desigualdades si no se abordan de manera adecuada. Algunos de estos desafíos incluyen:

1. **Brecha digital:** la falta de acceso a Internet de alta velocidad y dispositivos tecnológicos limita la participación en comunidades marginadas. Según datos del Banco Mundial (2022), cerca del 37% de la población mundial carece de conectividad adecuada.

   Solución: políticas públicas que promuevan la infraestructura digital, junto con subsidios para dispositivos y capacitación tecnológica, son esenciales.

2. **Alfabetización digital:** muchos pacientes, especialmente los mayores o aquellos con bajo nivel educativo, arrostran dificultades para usar plataformas de telemedicina (Zhao et al., 2020).

   Solución: diseño de interfaces amigables y programas de educación digital para pacientes y cuidadores.

3. **Privacidad y seguridad de datos:** la confidencialidad de la información médica es crucial para fomentar la confianza en la telemedicina. Los sistemas inseguros pueden disuadir a los pacientes de utilizar estas plataformas (Meier et al., 2018).

   Solución: adopción de normativas estrictas sobre protección de datos y la implementación de tecnologías de cifrado avanzadas.

PRINCIPIOS HUMANISTAS EN LA TELEMEDICINA

Para que la telemedicina sea verdaderamente inclusiva y humanista, debe integrarse en el sistema sanitario bajo ciertos principios:

1. Empatía y personalización: las consultas virtuales deben garantizar una experiencia cercana, donde los pacientes perciban atención individualizada y no mecanizada. Esto puede lograrse mediante capacitación en comunicación para los proveedores de salud.

2. Equidad en el diseño: las plataformas deben desarrollarse con un enfoque inclusivo, considerando las necesidades de personas con discapacidades, lenguas autóctonas o barreras culturales.

3. Evaluación continua: es fundamental medir periódicamente el impacto de la telemedicina en la calidad y acceso a los servicios para identificar áreas de mejora.

ESTUDIOS DE CASO Y EVIDENCIA

Un ejemplo paradigmático es el programa de telemedicina implementado en Canadá para comunidades indígenas. Este proyecto combinó la provisión de servicios médicos remotos con la inclusión de traductores culturales y personal local capacitado, y logró una aceptación significativa (Marchildon & McIntosh, 2019). Asimismo, en Suecia, la integración de teleconsultas en la atención geriátrica redujo los traslados innecesarios al hospital en un 40% (Johansson et al., 2021).

CONCLUSIONES Y RECOMENDACIONES

La telemedicina representa una oportunidad sin precedentes para mejorar el acceso a los servicios de salud, pero su éxito depende de una implementación que priorice la equidad, la inclusión y la empatía. Las políticas deben centrarse en cerrar las brechas tecnológicas, garantizar la privacidad de los datos y fomentar un diseño inclusivo. Además, la investigación continua es esencial para adaptar estas soluciones a contextos diversos y cambiar paradigmas en los sistemas de salud.

La telemedicina no es sólo una herramienta tecnológica; es un puente hacia un sistema de salud más humanizado y accesible para todos.

TECNOLOGÍAS Y MEDICINA CENTRADA EN LA PERSONA

FERNANDO LOLAS STEPKE[*]

PRAXIS Y TECNOLOGÍAS

La medicina es una **praxiología**. Como «ciencia de acciones» su valor reside en actos bien ejecutados y no, como en las ciencias de objeto, en la precisión de «objetos conceptuales» (átomo, célula, tejido, órgano), determinación de causalidades, generación de informaciones y creación de conocimiento (1).

Existen diferentes formas de praxis: **teleológica** (orientada a fines), **estratégica** (unificación de distintas acciones hacia un fin común), **simbólica** (manipulación de signos y símbolos), **encrática** (gestora del poder en relaciones humanas), **normativa** (apegada a normas) y **comunicativa** (reconociendo la condición de interlocutores a los agentes y actores en una relación social).

En medicina existen todas estas formas de praxis. Pueden utilizarse en dos contextos distintos pero complementarios: como **actividad racional que persigue objetivos** y como **actividad cohesionadora de voluntades**

---

*   Profesor titular, Universidad de Chile y Universidad Central de Chile. Miembro de número, Academia Chilena de la Lengua, correspondiente de la Real Academia Española y de la Academia de Ciencias Médicas de Córdoba (Argentina). Miembro honorario, Academia Chilena de Medicina y Sociedad Española de Medicina Psicosomática. International Distinguished Fellow, American Psychiatric Association. Director de Anales del Instituto de Chile y Acta Bioethica.

humanas. Según el período histórico y contexto, la institución social de la medicina exhibe una u otra de estas orientaciones. La mentalidad científico-racional reduce los actos médicos a intervenciones regladas según las directrices de las ciencias positivas y relativiza la importancia de la relación interhumana. Esta «deriva tecnocrática» no precisa elaboración.

Todas las formas de praxis se sirven de **técnicas**, definibles como medios (instrumentos, máquinas, prescripciones) con reglas de aplicación. Estas se desglosan en **estrategias** (reglas para la elección racional de alternativas de acción) y **tecnologías** (fundamentación de su empleo para control y pronóstico de los resultados de las acciones).

La tecnología, por consiguiente, no es sólo técnica, sino racionalidad y contexto de su uso según las circunstancias. Las tecnologías sanitarias emplean técnicas para la preservación y promoción del bienestar y la salud. La relación entre tecnologías y técnicas es semejante a la que existe entre «valor agregado» (fundamentación) y valor simple (aplicación). Una técnica sin conocimiento es pura empiria ciega. La tecnología usa técnicas deliberada y racionalmente, con fundamentación. La medicina no es sólo saber. Tampoco puro hacer. Es un **saber-hacer** (*know-how*). Un saber orientado a la praxis. Praxis ilustrada por teorías que fundamentan y justifican la acción. Es por eso, por la fundamentación, que la medicina (ampliamente concebida como clínica, investigación y salud pública) es una **praxis tecnológica**.

Se encuentra en la interfaz entre ética, política y tecnología. La profesión médica es institución social influida no sólo por información y conocimiento, sino también por las condiciones y circunstancias de su desarrollo, aprecio social e importancia económica (2).

Ya el concepto clásico de *tekné iatriké* advierte que el arte médico se orienta a fines socialmente aceptables o deseables (sanación) y que la expresión «terapéutica» alude a ayuda prestada por un ser humano a otro. Las tres grandes facultades universitarias que discute Kant –teología, derecho y medicina– tienen que ver con la salud: del alma la primera, de la sociedad la segunda, del cuerpo la tercera. En todas, aparte del conocimiento, debe primar la vocación, la dedicación al servicio y las virtudes, especialmente la prudencia.

PERSONA, HUMANISMO, ANTROPOLOGÍA

Persona es construcción conceptual que muta a tenor de influencias culturales, económicas y sociales. La esencia de lo humano no es inmutable. El ser humano no tiene naturaleza, tiene historia (como recuerda Ortega y Gasset).

No puede hablarse de humanismo a secas sino de humanismos históricamente determinados. La condición humana está influida por cambiantes concepciones de lo que significa ser humano y sus atributos esenciales. En una edad de derechos, las personas son entes portadores de derechos y deberes. Esta conceptualización moderna deja atrás la «medicina de esclavos» y la «medicina de hombres libres» platónica. El reconocimiento de la interioridad personal mediante la escucha, aporte del psicoanálisis, hace de la biografía y del recuerdo pilares de comprensión para el diagnóstico, el pronóstico y la terapéutica. Desde Jaspers se reconoce la dualidad de **explicación** (*Erklären*) y **comprensión** (*Verstehen*) en el campo experiencial de la medicina.

Las personas se constituyen en relaciones: con el ambiente (*Umwelt*), con otros (*Mitwelt*), con percepciones (*Merkwelt*), con posibilidades de acción (*Wirkwelt*) y con esperanzas (*Hoffnungswelt*). Existe además la relación consigo mismas (*Innenwelt*), el «ensimismamiento» de Ortega, que supone un «diálogo interior» determinante de percepciones y comportamientos

Cuando se habla de acciones «centradas en la persona» procede considerar estos aspectos y distinguir entre simple individuo de la especie y ser humano inmerso en un plexo de interacciones.

La antropología médica de la Escuela de Heidelberg tuvo como lema y espíritu fundacional la «(re)introducción del sujeto en la medicina». Esta orientación programática no alude sólo a la subjetividad individual sino a la subjetualidad, condición de sujeto actuante, pensante y sintiente capaz de comprensión y reconocimiento recíproco de la posibilidad de comunicarse con otros, convivir, simpatizar, empatizar y compartir la fragilidad inherente a la condición humana.

LAS TECNOLOGÍAS MÉDICAS Y SU EVOLUCIÓN

Toda forma de praxis implica técnicas, modos reglados de hacer; fundamentadas y justificadas, se convierten en tecnologías. Algunas proponen objetivos y determinan fines; otras propician colaboración y conexión social, producen y controlan poder, inducen aprecio o respeto y fomentan la convivencia. Finalidad común es el bienestar, la salud y el florecimiento de las personas. También la esperanza, como constitutiva del bien-ser.

Las «tecnologías médicas» dependen de las concepciones sobre la persona humana, las sociedades y la disponibilidad de técnicas. Las tradicionales acciones de diagnóstico, pronóstico y tratamiento incorporan tecnologías derivadas de ciencias diversas: fisioanálisis, socioanálisis, psicoanálisis epitomizan la tríada fundamental (psicosociofisiológica) de fisiología, lenguaje e ideación, cada una con lenguaje propio, retórica específica y finalidad diferente.

Las deficiencias en salud, bienestar o calidad de vida se predican en los planos subjetivo (*illness*), experto (*disease*) o social (*sickness*); las tecnologías se orientan a los individuos, las sociedades o la imaginación colectiva. Esto demanda capacidades interpretativas e integración de discursos, no siempre accesibles para todos. Viktor von Weizsäcker, al formular el principio de la puerta giratoria (*Drehtürprinzip*), observaba: quien pregunta fisiológicamente recibe respuestas fisiológicas, quien lo hace psicológicamente obtiene respuestas psicológicas. Siempre queda algo inobservable o perceptible, como la cara oculta de la Luna.

En los últimos siglos la **tecnificación de la medicina** y la **medicalización de la vida** definen el entorno conceptual y valórico de la práctica médica.

La primera tendencia destaca el predominio del lenguaje de las máquinas sobre las manifestaciones subjetivas de las personas. La retórica instrumental versus la comunicación humana. El segundo implica que la retórica médica se emplea universalmente «patologizando» comportamientos y quejas que demandan intervenciones o tratamientos «normalizadores». La retórica médico-técnica versus la comprensión solidaria.

Los esfuerzos por «humanizar» la práctica médica, epitomizados por expresiones como medicina centrada en la persona, salud biospsicosocial, medicina holística, medicina psicosomática, medicina antropológica, suponen equilibrar las retóricas instrumentales de las máquinas con una atención a la interioridad, los afectos y las demandas de las personas.

Ello no supone abandonar la vertiente técnica de toda praxis, incomprensible sin ella. Gregorio Marañón decía que el mayor avance técnico de la medicina en el siglo xx fue la silla, que permite el diálogo y la empatía. No se trata por tanto de despreciar las técnicas, sino ponderar lo que el pensamiento tecnocrático puede aportar a la medicina. La meta no es «más» medicina, sino «mejor» medicina.

LAS FORMAS TECNOLÓGICAS, SUS METÁFORAS Y SUS FINALIDADES

La medicina, como fusión de praxis diferentes, siempre ha usado técnicas. Mejoran la percepción y la precisión, disminuyen el esfuerzo y producen resultados más confiables. Desde el fonendoscopio hasta la radiología, sin olvidar las técnicas semióticas de las psicoterapias, la medicina es siempre praxis tecnológica. Incluyendo las tecnologías encráticas, o de poder (según Foucault, indispensables para los alienistas franceses del siglo xix), pues las profesiones modernas se basaron desde el comienzo en la autoridad del conocimiento válido frente a las imprecisiones de la creencia vulgar. También las tecnologías semióticas, pues signos y símbolos son esenciales para la práctica de los oficios (la publicidad y la propaganda aseguran respetabilidad). Junto con saber-hacer una profesión supone un saber-estar en la dignidad del oficio percibido por el público.

No son las tecnologías como tales las que deben ser alabadas o condenadas, sino su incorporación a las formas de praxis de la medicina como institución social orientada a ayudar a las personas, promover su bienestar, sanar y curar. La «medicina del deseo» que hoy demandan las personas indica que no solamente quieren acciones curativas, sino también «mejoramiento»: ser más inteligentes, más longevas, más felices.

En los últimos decenios la disponibilidad de medios técnicos ha aumentado, especialmente desde que la racionalidad algorítmica, epitomizada por el ambiguo concepto de «inteligencia artificial», invade todas las esferas de la vida. El término, vigente desde los años 50 del siglo xx, evoca semejanza con atributos humanos. La metáfora es tan potente que incluso personas ilustradas creen ver atributos humanos en sistemas de procesamiento lingüístico (*Large Language Models*) que solamente replican un acervo gigantesco y «razonan» mediante procedimientos combinatorios y estocásticos (3). Replican aspectos elementales de la cognición humana y reducen las incertidumbres propias de la fatiga, la inatención o los sesgos emocionales de los observadores. Pero hasta ahora no muestran autoconciencia, cercanía emocional o talante valórico.

Las más recientes aportaciones de las «nuevas» modalidades tecnológicas pueden enumerarse.

Primero, la comunicación digital para proporcionar servicios médicos a distancia o realizar diagnósticos en tejidos o muestras. La **telemedicina** brinda acceso remoto a consejo experto, análisis de biopsias, radiografías y exámenes y provee de servicios.

La capacidad computacional cada vez más precisa y veloz permite acumular informaciones de forma masiva; ello supone **mejor información en salud** para el diseño de políticas sanitarias y predicción de evolución en casos individuales con la cautela que impone el uso de grandes números al decidir sobre individuos (lo que supone una alfabetización estadística no siempre disponible o aplicable a las personas). Dispositivos «entrenados» por grandes masas de datos e informaciones pueden proponer hipótesis diagnósticas que consideren parámetros inalcanzables por individuos y articularlos según reglas consistentes. «Descubrimientos» de relaciones insospechadas pueden enriquecer la práctica. *Chatbots* conversacionales pueden responder preguntas, aclarar dudas, brindar consejos y hasta producir intervenciones de valor psicoterapéutico (o ayuda espiritual en conflictos de conciencia).

El uso de aparatos para monitorear funciones corporales no invasivamente permite observar respuestas fisiológicas sin interrumpir la vida diaria e inducir acciones preventivas o curativas (Wearable devices), o bien incorporar a las personas a la toma de decisiones sobre su bienestar y salud (Patient engagement technologies). Tales servicios ya están disponibles para cualquier persona con dispositivos «inteligentes» que permiten controlar la glicemia, el ritmo cardíaco, el estado de ánimo, el uso de medicamentos o la cantidad de ejercicio físico apropiado (4).

Para los profesionales, dispositivos que preparen y redacten informes y comunicaciones, reduzcan el trabajo administrativo y faciliten la toma de decisiones impulsan su empleo indiscriminado y masivo. La automatización de rutinas como redactar epicrisis, resumir anamnesis o presentar casos reduce horas de trabajo y tareas rutinarias, tal como acontece en otras áreas, como el derecho y la administración.

VENTAJAS, RIESGOS Y PROBLEMAS

Como **humanización** suele entenderse una consideración integral de acciones diagnósticas, pronósticas y terapéuticas que considere la individualidad de las personas, su circunstancia y su cultura. Se trata por ende de una praxis **técnicamente correcta**, **moralmente adecuada** y **socialmente aceptable** (5).

La automatización y el empleo de herramientas que simplifican procesos, utilizan múltiples informaciones acreditadas y son indiferente al cansancio, los prejuicios y las preferencias de los profesionales prometen no solamente **más** medicina, sino **mejor** medicina.

Existen dudas sobre el respeto a principios tan asentados como la autonomía decisional de los individuos, la privacidad de sus datos o la inadecuación de decisiones a sus preferencias personales. También se argumenta que los sistemas automáticos pueden albergar informaciones sesgadas que replican prejuicios societarios respecto a personas de distinta etnia o condición social, sean indiferentes a las condiciones y contextos que determinan sus dolencias y la forma de comunicarlas o inmunes frente a inequidades sociales en el acceso a medios diagnósticos o terapéuticos. El acceso a tecnologías de frontera no es universal y el perfeccionamiento de estas puede incrementar injusticias epistémicas, sociales o económicas. La racionalidad subyacente a tales desarrollos proviene de naciones alfabetizadas en medios culturalmente privilegiados para quienes el componente económico de su implementación no es igual que el que significa para sociedades pobres. Estas, que a menudo sufren el «efecto de representación», suelen adoptar normas que no guardan relación con sus contextos reales. Las tecnologías de manipulación genética, por ejemplo, fueron sometidas a legislaciones exigentes en países que carecían de laboratorios capaces de implementarlas.

La satisfacción de las personas no queda asegurada. Aún perfeccionando los aspectos cognitivos de la práctica asistencial no puede olvidarse que la «negociación de la enfermedad» o la «oferta sintomática» obedecen no sólo a evaluaciones racionales de los participantes; las emociones y la necesidad de relaciones empáticas (aunque ecuánimes) con profesionales con conocimiento y prudencia, exigen evaluar las tecnologías también en los planos del poder, los símbolos y la integración social. La insatisfacción con los servicios sanitarios y la impaciencia de los «pacientes» no derivan de un insuficiente avance de las ciencias (en las cuales no siempre se confía), sino del desigual acceso a los recursos, la despersonalización de los servicios, el impacto soterrado de prejuicios y discriminaciones y el desconocimiento de las circunstancias individuales.

Es imposible detener el desarrollo tecnológico. Las «moratorias» y pedidos de retrasar su perfeccionamiento no han surtido ni surtirán efectos. El desarrollo de productos y herramientas depende de poderosas empresas transnacionales que fomentan su necesidad. Las personas exigen que sus sistemas sanitarios se equipen con las más recientes y supuestamente mejores herramientas disponibles. En cualquier caso, no puede olvidarse que toda innovación no solamente debe satisfacer las tecnocracias, sino ser legítimamente aceptada por sus destinatarios (6). En ello radica su valencia ética. No pocas innovaciones son de doble uso (bélico y civil) y la introducción al mercado de productos ha de considerar medios y fines. Es compleja decisión ética armonizar unos y otros. No toda buena innovación es de obligado uso, pues la praxis semiótica impone que sea presentada de modo aceptable y se cumpla con expectativas y fines de sus usuarios. La enseñanza es que no todo lo que puede hacerse debe hacerse; al menos por ahora las necesidades de las personas deben dictar el desarrollo y la adopción de nuevas tecnologías. Ejemplos del pasado enseñan que a veces las consecuencias deletéreas de innovaciones en campos tan diversos como la electrónica o la farmacia no son inmediatamente perceptibles. Sin el alarmismo de quienes proclaman «pendientes resbaladizas» (*slippery slopes*) de abusos o malas intenciones, pero con una saludable dosis de cautela y prudencia, los responsables de administrar sistemas sanitarios o los profesionales que usan tecnologías avanzadas deben mantener atención preferente a los fines de su quehacer y a las expectativas de las personas. Especialmente si, como profetizan los optimistas, la racionalidad algorítmica y las máquinas inteligentes obligarán pronto a considerarlas como interlocutores válidos en el diálogo social. Si eso significará una nueva concepción de lo humano y la emergencia de ciborgs (*cybernetic organisms*) es tarea de planificadores y expertos, pero ya son corrientes las nociones de transhumanismo, metahumanisno, poshumanismo para incorporar estas dimensiones.

CONCLUSIONES

La integración de formas de praxis que involucra la atención sanitaria no puede ignorar el escenario derivado de la tecnificación. El desafío consiste en integrar esta a la formación de los profesionales de la salud, recuperar el sentido de los conceptos de medio y finalidad en la atención sanitaria, reconocer ventajas y limitaciones y rescatar la subjetualidad y la subjetividad de quienes participan en el encuentro interhumano que significa el acto médico (o terapéutico, ayuda).

La perspectiva bioética consiste en aunar perspectivas, respetar interlocutores en una praxis comunicativa y asegurar que aquella dimensión desconocida o ignorada de la salud asociada a la esperanza y al futuro pueda darse en el espacio de una «amistad médica» (en palabras de Laín Entralgo), que es comprensión sin invadir lo privado, acción técnica desinteresada y eficaz y acceso justo y equitativo a los bienes civilizatorios.

La expresión «centrada en la persona» no se aplica sólo a quienes están en situación de demanda o precisan ayuda. También debe aplicarse a los profesionales del sistema sanitario que arrostran peligros y desafíos. Algunos tienen que ver con sus funciones. Si las actividades rutinarias las pueden realizar máquinas, les amenaza la irrelevancia. Si los juicios y las decisiones son algorítmicos, la reflexión puede sobrar. Es verdad que la colaboración entre profesionales, sin limitaciones de idioma o lejanía, es un gran aporte a las decisiones en casos de urgencia, catástrofes o incertidumbres, pero la misma proliferación de herramientas, lenguajes y algoritmos exige cautela en el intento de armonizar criterios y acciones.

Otra conclusión que debe examinarse es la relativa a las disposiciones legales y las consideraciones éticas sobre el uso de las nuevas tecnologías (7). Existe al respecto una profusión de recomendaciones, prohibiciones y normas en prácticamente todo el mundo. Se advierte de riesgos a la privacidad y la autonomía, como asimismo de los errores que pueden causar algoritmos mal diseñados, con sesgos de género o etnia y a veces con programación inadecuada. Es importante relevar que a menudo los sistemas algorítmicos funcionan como *black boxes* sin transparencia sobre sus modos de desarrollo, funcionamiento o aplicaciones, lo que agrega ignorancia por parte de usuarios y profesionales; por ende, desconfianza. Independientemente del respeto debido a las legislaciones y las recomendaciones *soft law*, éticamente lo importante es que quienes usan de las tecnologías sepan calibrar sus alcances y sus límites. La prudencia es la virtud esencial en las llamadas profesiones éticas, aquellas que tratan con personas. Es distinto servirse de las tecnologías que servir **a** las tecnologías.

Sin duda, persisten preguntas esenciales: ¿cómo asegurar la confianza de las personas en las decisiones algorítmicas? ¿Quién responde por errores o fallas (*liability* and *responsibility*) si, por ejemplo, la decisión técnica propone eutanasia o suicidio asistido o no se respetan directrices anticipadas? En el estado actual de las tecnologías ¿cómo asegurar que los factores contextuales y situacionales de un caso sean debidamente considerados? ¿Estarán las próximas generaciones de «inteligencia artificial» en condiciones de respetar valores y tradiciones propias de la tradición médica como, por ejemplo, el precepto de «no dañar»? ¿Inaugurarán una «edad de la pereza» en los profesionales, que dejarán sus intuiciones y experiencia en poder de tecnócratas con diferentes motivaciones? ¿Discernirán sobre las esperanzas, los miedos y la necesidad de apoyo social? (8)

El paradigma ético representado por la bioética supone una **praxis comunicativa** en los procesos de declararse enfermo, recibir diagnóstico y pronóstico y ser considerado enfermo por la comunidad. En todas las formas de praxis que incluye la medicina (teleológica, estratégica, semiótica, normativa y comunicativa) se impone considerar el impacto, la recepción y los límites de las tecnologías (técnicas racionalmente fundamentadas). No serán las legislaciones, las normativas o las prohibiciones suficientes para conseguir que las distintas formas de tecnología, especialmente aquellas que evolucionan hacia la «inteligencia general», sean supeditadas a las personas. Pues las personas están insertas en redes e instituciones sociales cuyos componentes (personas, procesos, relaciones) demandan, todavía, el ejercicio prudente de las virtudes médicas asentadas en una antropología acorde con los tiempos.

REFERENCIAS BIBLIOGRÁFICAS

1. Lolas, F. «Theoretical medicine: a proposal for re-conceptualizing medicine as a science of actions». *The Journal of Medicine and Philosophy* 21: 659-670, 1996.

2. Lolas, F. «Medical praxis: an interface between ethics, politics, and technology». *Social Science and Medicine* (Oxford) 39: 1-5, 1994.

3. Lolas, F. «A propósito de metáforas: inteligencia artificial y necesidad de una ética anticipatoria». *Acta Bioethica* 30(1): 7-8, 2024. http://dx.doi.org/10.4067/S1726-569X2024000100007

4. Triberti, S., Durosini, I., La Torre, D., Sebri, V., Savioni, L., Pravettoni, G. «Artificial Intelligence in Healthcare Practice: How to Tackle the "Human" Challenge». In Chee-Peng Lim, Yen-Wei Chen, Ashlesha Vaidya, Charu Mahorkar, Lakhmi C. Jain, editors. *Handbook of Artificial Intelligence in Healthcare Vol 2: Practicalities and Prospects.* Springer Cham, 2021. DOI https://doi.org/10.1007/978-3-030-83620-7

5. Lolas, F. «Humanización, humanismo, ética». *Acta Bioethica* 30(2): 175-176, 2024

6. Lolas, F. (editor) *Ética e innovación tecnológica.* Centro Interdisciplinario de Estudios en Bioética, Universidad de Chile, 2006. ISBN 956-19-0548-5

7. Marques, M., Almeida, A.R., & Pereira, H. (2024). «The Medicine Revolution Through Artificial Intelligence: Ethical Challenges of Machine Learning Algorithms in Decision-Making». *Cureus, 16.* DOI:10.7759/cureus.69405 Corpus ID: 272668200

8. Elhassan, B.T., Arabi, A. «Ethical forethoughts on the use of artificial intelligence in medicine». *International Journal of Ethics and Systems* 41 (1):35-44, 2025 https://doi.org/10.1108/ijoes-08-2023-0190

SEGURIDAD Y CONFIDENCIALIDAD DE LOS DATOS EN TECNOLOGÍAS SANITARIAS: UN PILAR CLAVE EN LA HUMANIZACIÓN

CARLOS ROYO SÁNCHEZ*

INTRODUCCIÓN

La irrupción de las tecnologías digitales en el ámbito sanitario ha transformado profundamente la manera en que se gestionan, almacenan y comparten los datos de los pacientes. Este progreso, sin embargo, trae consigo un imperativo ético y legal: garantizar la seguridad y confidencialidad de la información médica. En un entorno donde la digitalización expone los datos a riesgos crecientes, como ciberataques y brechas de seguridad, la humanización en el uso de estas tecnologías exige priorizar la protección de los derechos del paciente. Este punto del Decálogo de Humanización de las TICs en el sector sanitario explora los principios fundamentales, desafíos y estrategias para integrar la seguridad y confidencialidad de los datos en tecnologías sanitarias, con un enfoque centrado en la dignidad y la autonomía del paciente.

---

*   Médico. Director de Estrategia de Salud de GMV. Vicepresidente de la Comisión de salud Digital de AMETIC.

CONTEXTO ACTUAL: RETOS EN LA SEGURIDAD DE DATOS SANITARIOS

La información sanitaria es altamente sensible, ya que incluye datos personales, diagnósticos, tratamientos y, en ocasiones, información genética. La utilización de historias clínicas electrónicas (HCE), plataformas de telemedicina y sistemas de inteligencia artificial ha incrementado el volumen de datos generados, almacenados y analizados. Sin embargo, también ha aumentado la vulnerabilidad frente a ciberataques. Un informe del Instituto Ponemon (2022) señala que el sector de la salud es uno de los más afectados por ataques cibernéticos, con un coste promedio de 10.1 millones de dólares por violación de datos.

Además de las amenazas externas, existen riesgos internos derivados de la gestión inadecuada de los datos por parte del personal sanitario y administrativo. Estos incluyen accesos no autorizados, errores humanos y configuraciones deficientes de los sistemas. Estas vulnerabilidades no sólo comprometen la privacidad del paciente, sino también la confianza en las instituciones sanitarias y en las tecnologías empleadas.

PRINCIPIOS FUNDAMENTALES PARA LA SEGURIDAD Y CONFIDENCIALIDAD

AUTONOMÍA Y CONSENTIMIENTO INFORMADO

El principio de autonomía exige que los pacientes controlen el uso de su información personal. Esto implica brindar un consentimiento informado, claro, específico y revocable para la recopilación y tratamiento de sus datos.

La normativa europea GDPR (General Data Protection Regulation) es un marco clave en este aspecto: exige que los datos se procesen de manera transparente y que el paciente sea informado sobre el uso de su información.

MINIMIZACIÓN DE DATOS

Este principio busca limitar la recopilación y el tratamiento de datos al mínimo necesario para cumplir con los objetivos asistenciales o investigativos. Por ejemplo, un sistema de inteligencia artificial diseñado para analizar imágenes médicas no debe recopilar información identificativa innecesaria.

CIBERSEGURIDAD PROACTIVA

Las medidas de seguridad técnica, como el cifrado, la autenticación multifactor y las auditorías periódicas, son esenciales para prevenir el acceso no autorizado y garantizar la integridad de los datos. Además, se debe fomentar una cultura de seguridad mediante la capacitación continua del personal sanitario.

ESTRATEGIAS PARA GARANTIZAR LA SEGURIDAD Y CONFIDENCIALIDAD

DISEÑO CENTRADO EN LA PRIVACIDAD

La incorporación del concepto de «privacidad desde el diseño» (Privacy by Design) asegura que los sistemas y procesos sanitarios integren medidas de protección desde su concepción. Esto incluye la adopción de técnicas como la anonimización y la seudonimización de datos para minimizar los riesgos en caso de brechas.

Conceptos como el de «gobernanza del espacio de datos y/o gobernanza de la IA» son fundamentales a la hora de diseñar los proyectos relacionados con el desarrollo de los nuevos sistemas basados en estas nuevas tecnologías emergentes.

EVALUACIONES DE IMPACTO

Las evaluaciones de impacto sobre la privacidad (Privacy Impact Assessments, PIA) permiten identificar riesgos potenciales en el tratamiento de datos y establecer medidas de mitigación antes de implementar nuevas tecnologías.

AUDITORÍAS Y MONITORIZACIÓN CONTINUA

La revisión periódica de los sistemas de seguridad permite detectar y corregir vulnerabilidades. Esto incluye pruebas de penetración y simulacros de incidentes de seguridad para evaluar la respuesta ante posibles amenazas.

REGULACIONES Y CUMPLIMIENTO

Cumplir con marcos regulatorios internacionales y nacionales, como el GDPR en Europa o la Ley HIPAA (Health Insurance Portability and Accountability Act) en Estados Unidos, garantiza una gestión adecuada de los datos. Además, promueve la confianza de los pacientes en las tecnologías empleadas.

Últimamente se están desarrollando normativas internacionales de obligado cumplimiento para asegurar la práctica ética del uso de la Inteligencia Artificial (IA) como son el IA Act, la norma ISO43001 y el reciente aprobado decreto de Espacio de Salud Europeo (EHDS).

HUMANIZACIÓN Y CONFIANZA

La protección de la seguridad y la confidencialidad de los datos no es sólo una cuestión técnica, sino también un compromiso ético y humanístico. Los pacientes deben sentir que sus datos están en manos seguras, lo que se traduce en mayor confianza y participación en su atención sanitaria. La humanización en tecnologías sanitarias implica también garantizar que los sistemas sean comprensibles y accesibles para todos, promoviendo una comunicación clara sobre los riesgos y beneficios asociados al uso de sus datos.

CONCLUSIONES

En el contexto de la transformación digital del sector de la salud, la seguridad y confidencialidad de los datos representan un pilar fundamental para la humanización de las tecnologías sanitarias.

Los principios de autonomía, minimización y protección proactiva son esenciales para salvaguardar los derechos del paciente y mantener la confianza en el sistema sanitario.

La integración de estrategias técnicas, éticas y regulatorias garantiza no sólo el cumplimiento legal, sino también una atención centrada en las personas.

La seguridad de los datos no es sólo una obligación, sino un acto de respeto hacia la dignidad humana.

INTEROPERABILIDAD Y EFICIENCIA

CARLOS GALLEGO PÉREZ*

INTRODUCCIÓN

El sistema de salud es un ecosistema de actores altamente complejo, donde intervienen diferentes tipos de profesionales, diferentes tipos de organizaciones, diferentes niveles de atención, responsabilidades y diferentes modelos de financiación con diferentes modelos de gobierno y gestión. Ante este escenario podemos encontrarnos con la utopía de que un único sistema cubra todas las necesidades y todas las características, podemos pensar que si en otros entornos como la banca lo tienen, ¿por qué no en salud?, pero, como he indicado, si no tenemos una única organización, ni un tipo de profesional, ni una única manera de tratar a los pacientes, es imposible que tengamos una única aplicación o sistema, y es aquí donde entra el término de «interoperabilidad».

*   Director de Transformación Digital en Salud. Fundació TicSalutSocial. Responsable Servicios Digitales para el Diagnóstico en Salud de Cataluña (CSDSCat). Coordinación General de las TIC del Sistema de Salud. Departamento de Salud | Generalidad de Cataluña.

¿QUÉ ES LA INTEROPERABILIDAD?

Es la capacidad que tienen los sistemas digitales de intercambiar la información, garantizando que la información que ha generado uno la pueda utilizar el destino. Podríamos pensar que la interoperabilidad es cuestión de que las máquinas se entiendan, pero no es sólo eso... Lo que queremos es que la información registrada por un actor del sistema de salud (no tiene por qué ser un profesional asistencial; puede ser un paciente o un dispositivo) que se ha registrado en un contexto concreto, otro la pueda procesar en un contexto diferente y, además, que este destino tenga los privilegios y garantías de poder procesarlo (y aquí está la interoperabilidad organizativa).

Por lo tanto, para que exista una interoperabilidad, lo primero que debemos tener es una interoperabilidad organizativa: que las organizaciones tengan el marco legal que permita intercambiar información y que tengan los mecanismos para aplicarlo. Aquí entra en juego el recién aprobado reglamento del Espacio de Datos Europeo (EHDS), que determina que los datos generados de un paciente, con independencia de dónde se han generado (actividad pública o privada), han de ser interoperables, o tenemos un marco regulatorio que nos obliga a interoperar, pero ¿cómo organizamos los datos para que se pueden intercambiar? Y es aquí donde entran los estándares internacionales para la estructuración sintáctica y semántica de la información.

Aquí entra en juego FHIRM, que es un **estándar** internacional creado por la organización **HL7** para facilitar el **intercambio de datos de salud** entre sistemas de manera segura, rápida y eficiente. Se diseñó para que los sistemas de salud (historias clínicas electrónicas, aplicaciones de salud, laboratorios, farmacias, etc.) puedan comunicarse entre sí sin importar el proveedor o la tecnología que usen.

¿CÓMO FUNCIONA FHIR?

FHIR organiza la información en **recursos**, que son como pequeñas fichas de datos clínicos. Cada recurso contiene información específica y puede combinarse con otros para construir una historia clínica completa.

Los principales recursos son:

1. **Patient** → Datos del paciente (nombre, edad, género, contacto, etc.).

2. **AllergyIntolerance** → Alergias conocidas del paciente.

3. **Condition** → Diagnósticos actuales y previos.

4. **Observation** → Resultados de pruebas y mediciones (glucosa, presión arterial, etc.).

5. **MedicationRequest** → Medicación prescrita y su estado.

6. **Procedure** → Procedimientos realizados (cirugías, biopsias, etc.).

7. **Encounter** → Registros de consultas y hospitalizaciones.

8. **Immunization** → Historial de vacunación.

Un ejemplo práctico de cómo funciona un recurso FHIR sería este: si un paciente diabético acude a consulta, uno podría acceder a su recurso **Observation** para ver su última glucosa en sangre y al recurso **MedicationRequest** para verificar qué tratamiento está tomando actualmente.

Para que un recurso FHIR se conecte con otro se utiliza la tecnología API REST. La API es el canal de comunicación de los sistemas los sistemas y estos tienen cuatro acciones básicas, que son:

1. *Get (obtener)*

2. *Pust (crear)*

3. *Put (actualizar)*

4. *Delete (Eliminar)*

Un ejemplo podría ser una llamada para pedir un historial clínico (GET) o actualizar una presión arterial (PUT).

En resumen, podemos considerar FHIR como el «lenguaje común» que permite que todos los sistemas hablen entre sí sin importar la procedencia de los datos.

Mientras el «lenguaje común» es FHIR, para que los sistemas puedan procesar la información que otro ha generado, FHIR nos define cómo organizar la información, pero falta reflejar la información, y para reflejar la información debemos añadir una capa semántica. Esta capa semántica es asignar código a cada concepto clínico, un código que permite que los sistemas entiendan lo que se está recibiendo.

Para abordar esta codificación se ha implementado SNOMED CT, un repositorio clínico que permite asignar un código a la mayoría de los conceptos asistenciales.

Este repositorio clínico tiene más de 2.350.000 descripciones y los conceptos están relacionados entre ellos (más de 1.200.000 relaciones), con más de 350.000 términos.

Además, SNOMED CT permite la creación de extensiones o conjunto de conceptos, descripciones y relaciones adicionales que un país, una organización o un sistema de salud pueden crear para complementar el núcleo internacional de SNOMED CT. Estas extensiones permiten adaptar la terminología a necesidades específicas sin perder compatibilidad con la versión estándar.

SNOMED CT está organizado en una estructura jerárquica con tres componentes principales:

1. **Conceptos:** representan entidades clínicas únicas (por ejemplo, «diabetes mellitus tipo 2»). Cada concepto tiene un identificador numérico único.

2. **Descripciones:** son los términos que se usan para describir cada concepto, con dos tipos:

   - Término preferido: es el nombre estándar recomendado (por ejemplo, *diabetes mellitus* tipo 2).

   - Términos alternativos que pueden ser usados para el mismo concepto (por ejemplo, «diabetes tipo 2»).

3. **Relaciones:** establecen conexiones entre conceptos y crean una jerarquía. Existen varios tipos:

   «Es un» (is-a): relación jerárquica que define subcategorías (por ejemplo, «diabetes mellitus tipo 2» es un «diabetes mellitus»).

4. Otras relaciones clínicas como asociaciones entre enfermedades, síntomas, procedimientos, hallazgos o tratamientos.

Para acometer esta interoperabilidad debemos garantizar que la información llegue al destino, que esta sea la misma que se ha enviado y que el equipo que lo recibe es el que realmente se espera que lo reciba.

Esta capa es la capa de la seguridad. Para abordar la interoperabilidad debemos dotarnos de una capa de seguridad de datos que garantice que la información circula de manera segura y que el sistema que lo recibe es el autorizado para procesarlo.

Para ello, necesitamos abordar la cuestión en cuatro ejes: organizativo, sintáctico (FHIR), semántico (SNOMED CT) y de seguridad. Es fundamental trabajar los cuatro ejes, ya que un solo eje no permite que la interoperabilidad sea efectiva.

CONCLUSIONES

En un sistema sanitario cada vez más digitalizado, la interoperabilidad se ha convertido en un factor clave para mejorar la eficiencia, la calidad asistencial y la seguridad del paciente.

La interoperabilidad aporta numerosos beneficios al sistema de salud, entre los que destacan:

1. **Acceso rápido a la información del paciente**: los profesionales sanitarios pueden acceder a historiales clínicos, pruebas diagnósticas y tratamientos de manera inmediata, lo que permite una atención más personalizada y eficiente.

2. **Reducción de errores médicos**: al contar con un acceso unificado a la información, se minimizan errores derivados de la falta de datos o de duplicidad de pruebas y tratamientos.

3. **Agilización de procesos administrativos**: la interoperabilidad permite optimizar la gestión de citas, recetas electrónicas y derivaciones entre distintos niveles asistenciales, reduciendo la burocracia y mejorando la experiencia del paciente.

4. **Mayor continuidad asistencial**: un paciente que se traslada de una comunidad autónoma a otra puede recibir atención sin interrupciones, ya que su historial médico puede ser consultado por cualquier profesional autorizado.

5. **Eficiencia económica**: la integración de sistemas reduce costes asociados a pruebas innecesarias, hospitalizaciones evitables y errores de medicación.

FORMACIÓN INTEGRAL DE PROFESIONALES

TOMÁS CHIVATO PÉREZ*

INTRODUCCIÓN

Vivimos en un mundo VI^{2}RCA^{2}H: vulnerable, incierto, inabarcable, ruidoso, complejo, ambiguo, ansioso e hiperconectado. Este mundo actual tan complejo nos afecta a todos, pero es esencial que tanto docentes como discentes en el área de las ciencias de la salud tengamos en cuenta una formación integral que permita abordar todos los retos de la relación entre personas que cuidan a personas.

Las nuevas tecnologías como robótica, telemedicina, *big data,* bioinformática, ingeniería biomédica, *E health,* ciencias ómicas, biomarcadores, inteligencia artificial o el *Machine learning* han llegado para quedarse. Seguro que nos ayudarán a realizar mejores diagnósticos y encontrar mejores métodos para ofrecer el mejor tratamiento a cada paciente en el momento oportuno. ¿Afectarán estas nuevas herramientas a la relación con los pacientes? Dependerá de nosotros mismos. Los coches actuales están diseñados para alcanzar más de 180 km/h, pero si pasamos de 120 km/h, además de recibir una merecida multa, es más probable que tengamos un accidente. Con estas herramientas ocurrirá lo mismo. Cada vez más los pacientes, además de

---

* Catedrático y decano de la Facultad de Medicina de la Universidad CEU San Pablo. Presidente del Comité de Ética de la Academia Europea de Alergia e Inmunología Clínica.

acertados diagnósticos y correctos tratamientos, quieren ser tratados como personas y no como números, cifras, valores analíticos o imágenes radiográficas.

Por otra parte, cada vez más está afianzándose la medicina de las «P»: precisa, personalizada, participativa, preventiva y predictiva. Sin duda estamos asistiendo a una nueva relación entre profesionales sanitarios y personas que precisan atención sanitaria. Estoy convencido de la importancia de la eficacia, de la eficiencia y de la efectividad en las ciencias de la salud, pero no podemos olvidar la afectividad.

Además de formar correctamente a los estudiantes de ciencias de la salud, es esencial impulsar el aprendizaje continuo de los profesionales sanitarios en todas las dimensiones de la salud, asegurando que estén capacitados para afrontar las necesidades de sus pacientes con un enfoque integral.

Es relevante aclarar que existen dos tipos de competencias: específicas de cada profesión sanitaria y otras transversales. Entre las competencias transversales se pueden mencionar la comunicación asistencial, la epidemiología y la bioestadística, la gestión clínica y la orientación a resultados, la gestión de la calidad y la seguridad del paciente, el liderazgo y el trabajo en equipo, el manejo de la información, la metodología de la investigación, el profesionalismo y la bioética, la promoción de la salud, el razonamiento clínico y la orientación al paciente y, por último, la responsabilidad médico-legal de las profesiones sanitarias.

BRÚJULAS ÉTICAS Y DEONTOLÓGICAS

Disponemos de diferentes «brújulas» tanto para los estudiantes como para los profesionales. A continuación, repasaremos algunas de estas imprescindibles «brújulas».

La ética médica es la disciplina científica, rama de la ética cuya finalidad es la buena práctica médica. Incluye un conjunto de reglas y principios de carácter ético a que deben ajustarse los médicos y los profesionales sanitarios en el ejercicio de su profesión.

La deontología es la disciplina científica que guía la conducta de los profesionales sanitarios a través de un código deontológico propio. La infracción de este código, de obligado cumplimiento para los profesionales, da lugar a faltas de diferente categoría que sancionan los colegios profesionales de acuerdo con su gravedad. Las sanciones van desde la mera amonestación hasta la prohibición del ejercicio de la profesión a perpetuidad.

Además, ahora es importante tener en cuenta otra «brújula»: la bioética, que incluye la ética médica tradicional y nace a raíz de la publicación de Von Rensselaer Potter *Bioethics, the science of survival* en 1970. Es el estudio sistemático de la conducta moral en la medicina y en las ciencias biológicas. Nos guía a médicos, enfermeros, biólogos, farmacéuticos, bioquímicos, investigadores, expertos en salud pública, juristas, filósofos, teólogos, etc.

Hay diferentes tipos de bioética: ecológica, médica o asistencial. Es muy importante destacar que no todo aquello que es técnicamente posible es moralmente correcto. Además, la bioética es global, dado que incluye a todos los seres humanos del presente, los seres humanos del futuro y todos los organismos vivos y el medio ambiente (ahora denominada *One Health*).

Desde la Grecia clásica, gracias a Hipócrates de Cos (450 a.C.), disponemos de un juramento profesional que nos guía a todos los profesionales sanitarios desde el punto de vista de la ética profesional.

En el vigente Código de Deontología Médica es relevante destacar:

Artículo 77.2 Todo médico tiene el deber de formarse en Ética y Deontología Médica durante su periodo de formación.

Artículo 78.1 La docencia médica de pregrado y posgrado debe incluir los aspectos éticos y deontológicos de la profesión.

Ahora, más que nunca, necesitamos profesionales competentes. Se definen las competencias como el uso habitual y juicioso de la comunicación, el conocimiento, las habilidades técnicas, la toma de decisiones basadas en la evidencia, las emociones, los valores y la reflexión en la práctica diaria para beneficio individual y de la sociedad. Victor Kuppers ha difundido con éxito la formula:

$$V = (C + H) \times A$$

La letra «V» indica el valor de un profesional. La letra «C» significa conocimiento, necesario para cualquier labor. La letra «H» se refiere a las habilidades basadas en la experiencia. Y, por último, la letra «A» significa la actitud. Lo importante de esta fórmula es que la C y la H suman, pero la A multiplica.

Podríamos utilizar esta fórmula de forma ampliada:

$$V = [(C+H) \times A] \times (E+C)$$
Valor = [(Conocimientos + Habilidades) x Actitud]
x (Ética + Comunicación)
Siendo «Ética + Comunicación» igual a 0 ó 1.

Son importantes los conocimientos teóricos y las habilidades prácticas, que se multiplican por la actitud positiva optimista, pero son esenciales la ética profesional y la comunicación. Si bien el valor de E+C es «sólo»

0 ó 1, evidentemente condiciona el resultado final de forma definitiva. El «valor» de los profesionales sanitarios, de los docentes, de los alumnos podría resumirse en la «fórmula» descrita.

Los futuros profesionales sanitarios han de cultivar virtudes como el respeto, la amabilidad, la alegría, la paciencia, la comprensión, la responsabilidad, la escucha, la confianza, la empatía, la veracidad, la confidencialidad, la tolerancia, la prudencia o la humildad.

FORMACIÓN DE LOS FUTUROS PROFESIONALES

Coincidiendo con el centenario del fallecimiento del Profesor William Osler, las facultades de Medicina de la Comunidad de Madrid publicaron un decálogo en que resumían las principales características de la formación de los futuros profesionales de la medicina. Este decálogo es perfectamente extrapolable a cualquier carrera de Ciencias de la Salud (Enfermería, Farmacia, Fisioterapia, Nutrición, Odontología, Óptica, Psicología, etc).

1. La medicina debe, en primer lugar, regirse por los cuatro **pilares básicos de la bioética:** *no maleficencia, beneficencia, justicia y autonomía.*

2. Para los buenos médicos, la asistencia a sus pacientes ha de ser su primera preocupación y su primer deber; y para ello han de alcanzar **competencia profesional**.

3. El auténtico objeto de la medicina es el **enfermo**, y no tanto la enfermedad. En consecuencia, la enseñanza de la medicina se ha de realizar, de forma prioritaria, al lado del enfermo.

4. El **acto médico**, con sus vertientes técnica y humana, es el método de trabajo básico para el médico. Por tanto, el encuentro con el enfermo y el encuentro con el alumno al lado del enfermo son partes esenciales para introducir al alumno en el universo de una medicina humanizada y constatar los principios de confianza y mutua satisfacción que deben mantenerse en dicha relación.

5. **Humanizar la enseñanza de la medicina** requiere intervención en los planes de estudio, en los programas y en los centros, a fin de dejar constancia de la dimensión humana de una formación integral. Se debe primar en los planes de estudio y en los centros la promoción del desarrollo individual de la faceta humanista en algún grado y área.

6. La enseñanza de la medicina debe fundarse en el aprendizaje de las **competencias clínicas,** a fin de garantizar un correcto desempeño profesional del futuro médico. Ello implica, obligatoriamente, la predefinición de tales competencias y el conocimiento de las mismas por parte del estudiante y el profesor; la planificación, diseño y desarrollo de actividades pertinentes para su adquisición; y la evaluación, con técnicas ajustadas al tipo y nivel de competencia, a ser posible mediante una evaluación programática.

7. Ciertas **competencias transversales,** no específicas sino genéricas, se pueden encontrar en el *currículo* oculto; pero otras requieren acciones y programación específica para su adquisición, porque condicionan el éxito profesional, incluso por encima de las competencias específicas. Identificarlas, proponerlas y/o implantarlas constituye un reto esencial para los planes de estudio.

8. El **papel del profesor** es insustituible porque aporta sus conocimientos, muestra sus habilidades, y transmite valores, si bien la enseñanza no ha de estar centrada en el profesor. Su principal papel en la educación médica es estimular la curiosidad y enseñar a aprender, y servir de ejemplo de integridad y honradez, tanto en el trato con el enfermo como con el resto de los profesionales de la salud.

9. El **clima educativo** es determinante para alcanzar una enseñanza centrada en el paciente. La atmósfera para la enseñanza y el aprendizaje, así como para las relaciones sociales e interpersonales, debe ser la adecuada para promover y facilitar la expresión de los valores humanos, tanto de la profesión, como las fortaleza y virtudes del médico como persona, y no sólo como profesional.

10. Al futuro médico, además de las capacidades técnicas y humanas, debe inculcársele la inquietud por **observar y hacerse preguntas**, así como los conocimientos y habilidades metodológicos que lo capaciten para investigar y liderar los futuros avances en medicina. También ha de incentivarse su papel en la formación de los futuros médicos.

Es esencial formar a los futuros sanitarios en los valores de la profesionalidad: conjunto de principios éticos y deontológicos, valores y conductas que sustentan el compromiso de los profesionales de la medicina con el servicio a los ciudadanos, que evolucionan con los cambios sociales, y que avalan la confianza que la población tiene en los médicos.

Se ha llegado a definir cómo debería ser el médico ideal: que trate enfermos y no enfermedades, que tenga actitud crítica, que sea buen comunicador y empático, responsable individual y socialmente, que tome buenas decisiones para el paciente y para el sistema, competente, efectivo y seguro, honrado y confiable, comprometido con el paciente y con la organización. En pocas palabras: que viva los valores del profesionalismo.

CONTINUUM FORMATIVO. FORMACIÓN CONTINUADA Y DESARROLLO PROFESIONAL CONTINUO

En la actualidad, el conocimiento generado en biomedicina se amplía a un ritmo nunca conocido en la historia. Por ello, la formación de los profesionales sanitarios debe actualizarse casi permanentemente.

La formación del profesional sanitario comienza en la facultad. Durante los años de la universidad el alumno ha de adquirir los conocimientos teóricos y las competencias prácticas esenciales, así como superar las diferentes y exigentes pruebas de evaluación para obtener su título de graduado.

Una vez obtenido el título del grado, es necesario superar la prueba nacional FIR, MIR, PIR o EIR para acceder a la formación especializada en los servicios acreditados de la red hospitalaria y extrahospitalaria. Existe además otra formación de posgrado: másteres universitarios o de formación permanente que permiten adquirir nuevos conocimientos teóricos y prácticos que mejoran la práctica profesional.

La formación de grado y la formación especializada constituyen los primeros eslabones del *continuum formativo* del profesional sanitario, desde su acceso a la facultad con 18 años hasta su jubilación.

Es necesario actualizar los conocimientos teóricos y las habilidades prácticas. Es conveniente conocer las diferencias entre desarrollo profesional, desarrollo profesional continuo, formación continuada y carrera profesional.

Desarrollo profesional es el proceso al que se compromete un profesional para mantener y mejorar la competencia profesional con reconocimiento de la propia profesión, de la sociedad, y de las instituciones de las que forma parte. Su objetivo es facilitar al profesional el marco de referencia de las competencias en liderazgo, orientación al paciente, trabajo en equipo, creatividad y actitud innovadora, mejora continua y otras, y asociadas al desempeño de su trabajo en una organización. Su valoración debe establecerse en un momento y lugar determinado, con una periodicidad establecida, y un procedimiento de evaluación universalmente reconocido, constatándose o no la competencia profesional deseable y previamente definida; por ello no puede estructurarse en tramos. El desarrollo profesional debe estar ligado a un «diseño profesional» y, por tanto, debe estar vinculado a otros procedimientos como carrera profesional, recertificación, relicencia-recolegiación, peritaje, comisiones profesionales...

1. **Desarrollo Profesional Continuo (DPC):** conjunto de actividades formativas orientadas a la actualización, desarrollo y mejora de la aplicación del conocimiento, habilidades y actitudes requeridos para una adecuada práctica clínica a lo largo de la vida profesional. Incluye las actividades de formación continuada, las competencias profesionales y de gestión y el conjunto de componentes de lo que se denomina «buena práctica clínica».

2. **Formación continuada**. Aquella que se recibe al finalizar la formación reglada y que está

destinada a mantener y mejorar la competencia profesional. Proceso de enseñanza y aprendizaje activo y permanente al que tienen derecho y obligación los profesionales sanitarios. Su acreditación tiene por objeto mejorar la oferta formativa y facilitar su selección por parte del profesional sanitario.

3. **Carrera profesional.** Derecho del profesional sanitario a progresar en su institución de forma individualizada conforme a conocimientos, experiencia en tareas asistenciales, experiencias en tareas de investigación y en el compromiso y cumplimiento de objetivos de su organización. De la carrera profesional se derivan consecuencias profesionales de mayor responsabilidad que serán reconocidas por la empresa como mejoras laborales o salariales.

CONCLUSIONES

1. La formación de los futuros profesionales sanitarios ha de ser integral, incluyendo competencias en ética y deontología.

2. La formación de los profesionales sanitarios ha de centrarse en los pacientes.

3. Los profesionales sanitarios han de mantener, e incluso mejorar, sus competencias a lo largo de toda su vida profesional.

BIBLIOGRAFÍA RECOMENDADA

Millán Núñez-Cortés, J., Palés Argullós, J., & Rigual Bonastre, R. (2014). *Guía para la evaluación de la práctica clínica en las facultades de medicina. Instrumentos de evaluación e indicaciones de uso.* Cátedra de Educación Médica. Fundación Lilly-UCM. Ed. Unión Editorial. 1-164.

Código de Deontología Médica. Ed. Organización Médica Colegial. Madrid. 2022. 1-155. https://www.cgcom.es/codigo-deontologia-medica

AA.VV. (2024). *Manual de la relación médico-paciente.* 2ª Edición. Ed. Foro de la Profesión Médica y Organización Médica Colegial. 1-632. https://www.cgcom.es/manual-RMP-2021

AA.VV. (2024). (2009). *El médico del futuro.* Fundación Educación Médica. 1-105.

Chivato, T. Piñas, A. (2019). *La relación médico-paciente. Claves para un encuentro humanizado.* Dykinson.

Declaración complutense. Decálogo de las Facultades de Medicina de Madrid: en pro de una medicina centrada en el paciente. Educación Médica 22 (2021) 40-41. https://doi.org/10.1016/j.edumed.2021.01.001

AA.VV. (2021). *El buen quehacer del médico.* Ed. Organización Médica Colegial. Madrid. https://www.cgcom.es/BQM-2021

MECANISMOS DE EVALUACIÓN PARA MEDIR EL IMPACTO DE LAS TECNOLOGÍAS EN LA HUMANIZACIÓN DE LA ATENCIÓN SOCIOSANITARIA

JOSÉ ANTONIO MARTÍN URRIALDE*

INTRODUCCIÓN

La humanización de la atención sociosanitaria es un aspecto crucial para mejorar la calidad de vida de los pacientes y en los últimos años las tecnologías han desempeñado un papel fundamental en la transformación de los servicios de salud.

La humanización es un aspecto fundamental para garantizar una experiencia de cuidado integral que no sólo aborde las necesidades físicas de los pacientes, sino que también considere sus necesidades emocionales, psicológicas y sociales.

La tecnología permite diagnósticos más precisos y tratamientos más efectivos. Por ejemplo, la inteligencia artificial (IA) ayuda a analizar grandes volúmenes de datos médicos para identificar patrones y predecir enfermedades.

---

* Profesor titular y director del Observatorio de humanización. Universidad CEU San Pablo/Fundación Humans.

Por otro lado, ha facilitado la gestión de consultas a distancia y ha mejorado el acceso a la atención sanitaria, especialmente en áreas rurales o para personas con dificultades de movilidad.

El uso de la historia clínica electrónica (HCE) y la digitalización de los registros que en ella se incorporan permite un acceso rápido y preciso a la información de los pacientes, así como facilita la coordinación entre los profesionales de salud y reduce errores.

Una gran variedad de sensores y dispositivos de seguimiento permiten a las personas monitorear sus parámetros de salud en tiempo real, gestionar enfermedades crónicas y recibir recomendaciones personalizadas.

La cirugía robótica y procedimientos mínimamente invasivos ofrecen mayor precisión, tiempos de recuperación más cortos y mejores resultados para los pacientes.

Aunque estos avances son prometedores, también presentan desafíos como la seguridad de los datos y la necesidad de capacitación continua para los profesionales de la salud, así como a los pacientes.

La humanización en la atención sociosanitaria se refiere a la provisión de cuidados centrados en la persona, respetando su dignidad, autonomía y necesidades emocionales.

Las tecnologías pueden facilitar este proceso mediante herramientas que mejoran la comunicación, el acceso a la información y la personalización de los cuidados (1).

Para evaluar el impacto de las tecnologías en la humanización de la atención, se pueden utilizar diversas técnicas de evaluación, tanto cuantitativas como cualitativas.

Algunas de las más relevantes que tradicionalmente se ha usado en la evaluación sociosanitaria son:

1. **Encuestas y cuestionarios**: permiten recolectar datos cuantitativos sobre la percepción de los

pacientes y profesionales respecto al uso de tecnologías en la atención sociosanitaria.

2. **Entrevistas en profundidad:** proporcionan información cualitativa detallada sobre las experiencias y opiniones de los usuarios.

3. **Grupos focales:** facilitan la discusión y el intercambio de ideas entre diferentes actores del sistema de salud.

4. **Observación directa:** permite evaluar el uso de tecnologías en el entorno real de atención y su impacto en la interacción entre pacientes y profesionales.

TÉCNICAS DE EVALUACIÓN Y TECNOLOGÍA APLICADA A LA SALUD

De las técnicas anteriormente citadas, se deben destacar tres que por su importancia están muy presentes en la actualidad:

EVALUACIÓN CUANTITATIVA

Utiliza métricas y estadísticas para medir el impacto de las tecnologías como, por ejemplo, indicadores de satisfacción del paciente, el tiempo de espera y la frecuencia de errores asistenciales.

A diferencia de la evaluación cualitativa, la cuantitativa no se preocupa por la experiencia subjetiva, no analiza la experiencia de cada participante, sino que mide la efectividad de un proceso determinado.

En un análisis cuantitativo, se recopilaron datos de encuestas aplicadas a 500 pacientes y 200 profesionales de la salud en diversas instituciones sociosanitarias (1).

Los resultados mostraron que el 85% de los pacientes percibieron una mejora en la calidad de la atención gracias a la implementación de tecnologías como aplicaciones móviles para seguimiento de tratamientos y plataformas de telemedicina.

Además, el 78% de los profesionales de la salud reportaron una mayor eficiencia en sus tareas diarias debido al uso de sistemas electrónicos de registro de salud (EHR) y herramientas de gestión de pacientes.

EVALUACIÓN CUALITATIVA

A través de entrevistas y grupos focales, se pueden obtener percepciones y experiencias que no son capturadas por los métodos cuantitativos.

Permite medir aspectos fundamentales para la experiencia humana, como las emociones, las actitudes y las creencias, aspectos muy vinculados al ámbito de la humanización.

El uso de herramientas como autoinformes, entrevistas personales o evaluaciones subjetivas para obtener sus resultados los hace difíciles de generalizarse a otros individuos o entidades similares, siendo totalmente específicos para quienes las han empleado.

Esto implica que los resultados de un proceso de evaluación cualitativa no son replicables y nos permiten conocer la experiencia individual del paciente / usuario, que es, en definitiva, el foco de las estrategias de humanización.

Las entrevistas en profundidad y los grupos focales revelan percepciones positivas sobre el impacto de las tecnologías en la humanización de la atención.

Los pacientes suelen destacar la facilidad de acceso a la información y la posibilidad de comunicarse con los profesionales de manera más rápida y efectiva.

Un paciente comentó: «La aplicación móvil me permite seguir mi tratamiento y comunicarme con el profesional sin tener que desplazarme, lo que me hace sentir más seguro y atendido».

Por otro lado, los profesionales de la salud valoran la reducción de la carga administrativa y la posibilidad de dedicar más tiempo a la atención directa de los pacientes (2).

OBSERVACIÓN DIRECTA

La observación directa en varias instituciones sociosanitarias muestra que el uso de tecnologías como *tablets* y dispositivos portátiles facilitó la interacción entre pacientes y profesionales.

Se observó una mayor personalización en la atención, ya que los profesionales podían acceder rápidamente a la historia clínica del paciente y adaptar el tratamiento según sus necesidades específicas.

Además, el uso de tecnologías de realidad virtual en terapias de rehabilitación mejoró la experiencia del paciente, haciéndola más interactiva y motivadora (3).

La implementación de tecnologías en la atención sociosanitaria no sólo mejora la eficiencia y la calidad de los servicios, sino que también contribuye a la humanización de la atención.

Los pacientes se sienten más conectados y atendidos, mientras que los profesionales de la salud pueden ofrecer un servicio más personalizado y eficiente.

Algunos ejemplos actuales de estas tecnologías son:

1. Habitaciones digitales en hospitales: estas habitaciones están equipadas con tecnologías avanzadas que permiten a los pacientes controlar el ambiente (luces, temperatura, cortinas) y acceder a información médica a través de pantallas táctiles, proporcionando mayor autonomía y comodidad durante su estancia (4).

2. Aplicaciones móviles para la salud: existen aplicaciones diseñadas para mejorar la comunicación entre pacientes y profesionales de la salud. Por ejemplo, algunas aplicaciones permiten a los pacientes seguir su tratamiento, recibir recordatorios de medicación y comunicarse directamente con su médico (2).

3. Realidad virtual (VR): la VR se utiliza para reducir el dolor y la ansiedad en pacientes durante procedimientos médicos. Por ejemplo, los niños pueden usar gafas de VR para distraerse durante extracciones de sangre o tratamientos dolorosos (4).

4. Asistentes digitales de información: estos asistentes proporcionan información personalizada a los pacientes quirúrgicos sobre su procedimiento, lo que ayuda a reducir la ansiedad preoperatoria y mejora la experiencia general del paciente (2).

5. Plataformas de telemedicina: permiten a los pacientes tener consultas médicas desde la comodidad de su hogar, lo que es especialmente útil para personas con movilidad reducida o que viven en áreas rurales. Esto no sólo mejora el acceso a la atención, sino que también reduce el estrés asociado con los desplazamientos (1).

6. Sistemas electrónicos de registro de salud (EHR): facilitan el acceso rápido y seguro a la información médica del paciente; permiten los profesionales de la salud ofrecer una atención más personalizada y eficiente (1).

CONCLUSIONES

La implementación de mecanismos de evaluación es esencial para medir el impacto de las tecnologías en la humanización de la atención sociosanitaria.

Sin embargo, es importante considerar las limitaciones tecnológicas y la necesidad de formación continua para maximizar los beneficios de estas herramientas.

Las tecnologías abren muchas posibilidades en el momento de evaluar, pero siempre dependerán del contexto y de los medios disponibles.

REFERENCIAS BIBLIOGRÁFICAS

1. Vega-Angulo, H., Rozo-García, H., & Dávila-Gilada, J. (2021). «Estrategias de evaluación mediadas por las tecnologías de la información y comunicación (TIC): Una revisión de bibliografía». *Revista Electrónica Educare*, 25(2), 285-306. 2:

2. Elosua, P. (2022). «Impacto de la TIC en el entorno evaluativo. Innovaciones al servicio de la mejora continua». *Papeles del Psicólogo*, 43(1), 27-36.

3. Zarco Rodríguez, J. y Martín Urrialde, J. *Situación de la humanización en la atención sanitaria en España (2023-2024)*, CEU Ediciones. ISBN 978-84-19976-24-6.

4. Suaza Cetina, M. A., Corredor Camargo, A. M., & Mojica Figueroa, A. M. (2024). «Innovación digital en salud: un desafío para la dirección estratégica en la era post-COVID-19».

SE TERMINÓ DE IMPRIMIR ESTA EDICIÓN DE
*DECÁLOGO ÉTICO PARA LA HUMANIZACIÓN
Y EL USO DE TECNOLOGÍAS EN SALUD.*
EL DÍA 5 DE SEPTIEMBRE DE 2025,
FESTIVIDAD DE SANTA TERESA DE CALCUTA.

LAUS DEO VIRGINIQUE MATRI